S0-AUK-589

SPANISH
TERMINOLOGY
for the
DENTAL TEAM

TERMINOLOGÍA
EN ESPAÑOL
para el
EQUIPO DENTAL

Mosby
An Affiliate of Elsevier

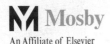

An Affiliate of Elsevier

11830 Westline Industrial Drive
St. Louis, Missouri 63146

SPANISH TERMINOLOGY FOR THE DENTAL TEAM   ISBN 0–323–02536–6
Copyright © 2004, Mosby. All rights reserved.

No part of this publication may be reproduced or transmitted in any form
or by any means, electronic or mechanical, including photocopying, recording,
or any information storage and retrieval system, without permission in
writing from the publisher. Permissions may be sought directly from Elsevier's
Health Sciences Rights Department in Philadelphia, PA, USA: phone: (+1) 215
238 7869, fax: (+1) 215 238 2239, e-mail: healthpermissions@elsevier.com.
You may also complete your request on-line via the Elsevier Science
homepage (http://www.elsevier.com), by selecting 'Customer Support' and
then 'Obtaining Permissions'.

Library of Congress Cataloging-in-Publication Data

Spanish terminology for the dental team = terminología en español para el
equipo dental.
    p. cm.
  Includes index.
  ISBN 0-323-02536-6
    1. Dentistry—Dictionaries. 2. Spanish language—Dictionaries—English.
  3. Spanish language—Conversation and phrase books (for medical
personnel) I. Title: Terminología en español para el equipo dental.

RK27.S67 2003
617.6'003–dc22   2003065176

Publishing Director: Linda L. Duncan
Executive Editor: Penny Rudolph
Senior Developmental Editor: Jaime Pendill
Publishing Services Manager: Pat Joiner
Senior Project Manager: Karen M. Rehwinkel
Design Manager: Bill Drone

Printed in the United States of America

Last digit is the print number: 9   8   7   6   5   4   3   2

Editorial Board

Margaret J. Fehrenbach, RDH, MS
Dental Hygienist, Oral Biologist,
Adjunct Faculty Position, Marquette University,
Milwaukee, Wisconsin;
Educational Consultant and Private Practice,
Seattle, Washington

Betty Ladley Finkbeiner, CDA, RDA, BS, MS
Chairperson, Dental Assisting Program,
Washtenaw Community College,
Ann Arbor, Michigan

Sherry A. Harfst, BSDH, MS
Adjunct Associate Professor, School of Dentistry,
University of Detroit Mercy,
Detroit, Michigan;
President, Oral Health Advantage,
Lake Orion, Michigan

Samuel Paul Nesbit, DDS, MS
Director, Diagnosis and Treatment Planning Service;
Clinical Associate Professor,
Diagnostic Sciences and General Dentistry,
University of North Carolina School of Dentistry,
Chapel Hill, North Carolina

Raymond Zambito, DDS, MA, EdD, MBA, DSci(hc)
Consultant, Oral and Maxillofacial Surgery,
Blue Cross Blue Shield of Georgia and Blue Cross Blue Shield of
Tennessee;
Reviewer of General Dental Offices, State of New York,
Aetna Managed Dental Plan,
Blue Bell, Pennsylvania

How To Use This Book

Hispanic is a term used to identify people who speak the Spanish language and have Cuban, Central or South American, Mexican, or Puerto Rican backgrounds. The largest Hispanic populations in the United States reside in Arizona, California, Colorado, Florida, New Mexico, New York, and Texas. Since it is not possible to detail every conceivable vocabulary preference, this book uses a universally accepted dialect. However, you will probably still encounter some Spanish words unique to your area.

ORGANIZATION

This book is organized in three parts and follows a logical sequence of how a practitioner would interact with a patient from initial greeting to specialty appointments.

The book addresses the use of the formal "you" (usted) in situations among adults, and the appropriate use of the informal "you" (tú) in situations in which adults are addressing children.

In cases where two or more words or phrases are appropriate, each is separated by a slash (/).

In this example, the word translator or interpreter can be used to complete the sentence:

I need a (translator/interpreter)—wait a minute.
Necesito un (traductor/intérprete)—espere un minuto.

In cases where several words or phrases are appropriate, choices have been placed into boxes. These choices may pertain to more than one sentence in the section. In this example, any of the choices in the box may be correct.

What is the relationship of the subscriber to you? *(Box 2-1)*

Throughout the text, boxes containing helpful information relating to a topic will appear for readers to reference. *(Box 11-2)*

RESOURCES

We have included several resources that you may find helpful as you learn to communicate in Spanish.

Box 2-1 People that may carry insurance for a dental patient

- Husband
- Wife
- Father
- Mother
- Self

A mini CD-ROM provides the English to Spanish translation of every phrase in the book. English phrases are spoken by an American elocutionist, whereas a Columbian elocutionist provides the Spanish phrases. Every phrase in the book is included. If your computer is set to Autorun, just load the CD-ROM into the drive. The CD-ROM will do the rest. The CD-ROM is compatible with both PC and Mac, but note that a tray-loading CD-ROM drive is required.

Inside the book, we have included helpful information about the use of accents, verbs, nouns, and adjectives within the Spanish language. A pronunciation guide is also included. At the back of the book, an extensive English to Spanish glossary is provided for quick reference. The glossary is divided into categories such as dental terms, numbers, months of the year, etc. An alphabetical Spanish to English listing of each of the vocabulary words and a list of informal expressions used in conversation is also provided.

Box 11-12 Flossing steps

- Break off about a foot and half of floss and wind most of it around one of your middle fingers.
- Wind the remaining floss around the same finger of the opposite hand so that it will take up the floss as it becomes dirty.
- After winding the floss, hold the floss tightly between your thumbs and forefingers.
- Guide the floss below the contacts of your teeth using a gentle motion.
- Curve the floss into a 'C' shape against one tooth and gently slide it into the space between the gum and the tooth.
- Hold the floss tightly against the tooth and gently rub the side of the tooth with up-and-down motions.
- Floss each tooth thoroughly with a clean section of floss.

Accents*

Accentos

The acute accent is the only mark of its kind in Spanish. It is a small oblique line (**á**) that is drawn from right to left and specifies a syllable that has a stronger sound when pronouncing it. Accents are used generally to distinguish words written alike and identical in form with other parts of speech, but with a different meaning. For example: **papá** *(father)*, **papa** *(vegetable)*; **monté** *(mounted)*, **monte** *(large hill)*. Accents are sometimes omitted from capital letters.

El acento es la mayor intensidad con que se marca determinada sílaba al pronunciar una palabra. Es una rayita oblicua (á) que se escribe de derecha a izquierda y se coloca en ciertos casos sobre la vocal de la sílaba en que se carga la pronunciación. En español es muy necesario acentuar las palabras para darles el significado correcto que llevan. Por ejemplo: papá (padre), papa (vegetal); monté (verbo), monte (terreno elevado).

I love	amo
	(ah-moh)
he loved	él amó
	(ehl ah-moh)
the owner	el dueño/amo
	(ehl doo-eh-nyoh/ah-moh)
road	el camino
	(ehl kah-mee-noh)
he walked	él caminó
	(ehl kah-mee-noh)
copper	cobre
	(koh-breh)

*From Joyce EV, Villanueva ME: Say It in Spanish, ed 2, Saunders, Philadelphia, 2000.

I charged	yo cobré
	(yoh koh-breh)
volumes	volúmenes
	(boh-loo-meh-nehs)
never	jamás
	(hah-mahs)
pencil	lápiz
	(lah-pees)

Gender of Nouns*

Género de los sustantivos

In Spanish, the gender of a noun corresponds to sex. The name of any male being is masculine; that of a female being is feminine. The grammatical gender of an inanimate object must simply be memorized: a bone **(el hueso)** is masculine, the head **(la cabeza)** is feminine, and so on.

En español, el género de los sustantivos corresponde al sexo. El nombre de un hombre es masculino, el de una mujer es femenino. El género gramatical de un objeto inanimado se debe memorizar: un hueso es masculino, la cabeza es femenina y así sucesivamente.

All Spanish nouns must be masculine or feminine.

The definite article *the* has the following singular and plural forms in Spanish.

el (singular masculine)   la (singular feminine)
los (plural masculine)   las (plural feminine)

The indefinite article *a* or *an* has the following forms in Spanish.

un (singular masculine)   una (singular feminine)
unos (plural masculine)   unas (plural feminine)

Masculine nouns require a masculine article; feminine nouns require a feminine article.

the man	el hombre
	(ehl ohm-breh)
the woman	la mujer
	(lah moo-hehr)
the boy	el muchacho
	(ehl moo-chah-choh)
the back	la espalda
	(lah ehs-pahl-dah)
the friend	el amigo
	(ehl ah-mee-goh)

*From Joyce EV, Villanueva ME: Say It in Spanish, ed 2, Saunders, Philadelphia, 2000.

a rib	una costilla
	(oo-nah kohs-tee-yah)
the eye	el ojo
	(ehl oh-hoh)
a skeleton	un esqueleto
	(oon ehs-keh-leh-toh)
the clavicle	la clavícula
	(lah klah-bee-koo-lah)

Nouns ending in -al, -ante, -ador, and -ón are usually masculine.

An important exception is **la mano.** In spite of the ending *o*, *la mano* is feminine.

the hospital	el hospital
	(ehl ohs-pee-tahl)
the tranquilizer	el tranquilizante
	(ehl trahn-kee-lee-sahn-teh)
the worker	el trabajador
	(ehl trah-bah-hah-dohr)
the heart	el corazón
	(ehl koh-rah-sohn)

The days of the week, months of the year, and the names of languages are masculine.

Wednesday	el miércoles
	(ehl mee-ehr-koh-lehs)
the month of April	el mes de abril
	(ehl mehs deh ah-breel)
Spanish	el español
	(ehl ehs-pah-nyohl)

Nouns ending in -tad, -dad, -ción, -sión, -ez, -ie, -ud, and -umbre are usually feminine.

the dehydration	la deshidratación
	(lah deh-see-drah-tah-see-ohn)
the habit	la costumbre
	(lah kohs-toom-breh)
the age	la edad
	(lah eh-dahd)
the friendship	la amistad
	(lah ah-mees-tahd)
the series	la serie
	(lah seh-ree-eh)

the health   la salud
                                        (lah sah-lood)

    Nouns ending in **-e** should be memorized with the definite article.

the blood   la sangre
                                        (lah sahn-greh)

PLURAL OF NOUNS

    A noun ending in a vowel forms the plural by adding **-s;** those ending in a consonant add **-es.**

the physician   el médico
                                        (ehl meh-dee-koh)

the physicians   los médicos
                                        (lohs meh-dee-kohs)

the doctor   el doctor
                                        (ehl dohk-tohr)

the doctors   los doctores
                                        (lohs dohk-toh-rehs)

    A noun ending in **-z** changes to **-c** and then adds **-es.**

the nose   la nariz
                                        (lah nahr-ees)

the noses   las narices
                                        (lahs nahr-ee-sehs)

Nouns ending in a stressed vowel form the plural by adding -es.

the ruby   el rubí
                                        (ehl roo-bee)

the rubies   los rubíes
                                        (lohs roo-bee-ehs)

Nouns ending in unstressed -es or -is are considered to be both singular and plural. Number is expressed by the article.

Thursday   el jueves
                                        (ehl hoo-eh-behs)

Thursdays   los jueves
                                        (lohs hoo-eh-behs)

SPECIAL USES OF ARTICLES

    The definite article is used in Spanish, but omitted in English as follows.

1. Before the names of languages, except after **hablar, en,** or **de:**

Spanish is important.   El español es importante.
                                    (Ehl ehs-pah-nyohl ehs
                                        eem-pohr-tahn-teh)
My friend speaks French.   Mi amigo habla francés.
                                    (Mee ah-mee-goh ah-blah
                                        frahn-sehs)
The whole book is in German.   Todo el libro está en alemán.
                                    (Toh-doh ehl lee-broh ehs-
                                        tah ehn ah-leh-mahn)

2. Before titles, except when addressing the person:

Mr. Gomez left yesterday.   El señor Gómez salió ayer.
                                    (Ehl seh-nyohr Goh-mehs
                                        sah-lee-oh ah-yehr)
How are you, Mrs. García?   Cómo está, señora García?
                                    (Koh-moh ehs-tah, seh-nyoh-
                                        rah Gahr-see-ah)

The article is omitted before **don, doña, Santo, Santa, San.**

3. With parts of the body or personal possessions (e.g., clothing):

He has black hair.   El tiene pelo negro.
                                    (Ehl tee-eh-neh peh-loh neh-
                                        groh)
Mary has a broken foot.   María tiene el pie quebrado.
                                    (Mah-ree-ah tee-eh-neh ehl
                                        pee-eh keh-brah-doh)

4. With the time of day (**la hora,** the hour; **las horas,** the hours):

It is one o'clock.   Es la una.
                                    (Ehs lah oo-nah)
I go to sleep at eleven.   Me duermo a las once.
                                    (Meh doo-ehr-moh ah lahs
                                        ohn-seh)

5. With the names of seasons:

I like summer.   Me gusta el verano.
                                    (Meh goos-tah ehl beh-rah-
                                        noh)

6. With the days of the week, except after the verb **ser** (to be):

I go downtown (on) Tuesdays.   Los martes voy al centro.
                                    (Lohs mahr-tehs boy ahl
                                        sehn-troh)

Today is Monday.   Hoy es lunes.
                                    (Oh-ee ehs loo-nehs)

7. Before certain geographic areas:
Canada   el Canadá
                                    (ehl Kah-nah-dah)

Argentina   la Argentina
                                    (lah Ahr-hehn-tee-nah)

NEUTER ARTICLE *Lo*

1. The neuter article **lo** precedes an adjective used as a noun to
   express a quality or an abstract idea.

I like red (that which is red).   Me gusta lo rojo.
                                    (Meh goos-tah loh roh-hoh)

I think the same as you.   Pienso lo mismo que usted.
                                    (Pee-ehn-soh loh mees-moh
                                    keh oos-tehd)

2. **Lo** + adjective or adverb + **que** = *how*.

I see how good she is.   Ya veo lo buena que es.
                                    (Yah beh-oh loh boo-eh-nah
                                    keh ehs)

   Since the article **lo** is neuter, it has no plural form. Therefore, **lo**
is used whether the adjective is masculine or feminine, singular or
plural.

OMISSION OF ARTICLES

1. The definite article is omitted in the following cases.
   A. Before nouns in a position:

   **Austin, the capital of Texas, is at the center of the
   state.**

   Austin, capital de Texas, está en el centro del estado.

   B. Before numerals expressing the numerical order of rulers:

Charles the Fifth   Carlos Quinto
                                    (Kahr-lohs Keen-toh)

Mary the Second   María Segunda
                                    (Mah-ree-ah Seh-goon-dah)

2. The indefinite article is omitted before predicate nouns denoting
   a class or group (social class, occupation, nationality, religion, etc.):

He is a barber.   Es barbero.
                                    (Ehs bahr-beh-roh)

I am Mexican.   Soy mexicana.
                                    (Soh-ee meh-hee-kah-nah)

I want to be a nurse.	Quiero ser enfermera. (Kee-eh-roh sehr ehn-fehr-meh-rah)

If the predicate noun is modified, the indefinite article is stated:

He is a hard-working barber.	Es un barbero muy trabajador. (Ehs oon bahr-beh-roh moo-ee trah-bah-hah-dohr)
I want to be a good nurse.	Quiero ser una buena enfermera. (Kee-eh-roh sehr oo-nah boo-eh-nah ehn-fehr-meh-rah)

Adjectives and Pronouns*

Adjetivos y pronombres

Adjectives describe nouns and pronouns. In Spanish, adjectives are placed after the noun. They agree in number and gender with the noun they modify.

ADJECTIVES ENDING IN -O

Masculine singular:

The patient is happy.
El paciente está contento.
(Ehl pah-see-ehn-teh ehs-tah kohn-tehn-toh)

Feminine singular:

She is happy.
Ella está contenta.
(Eh-yah ehs-tah kohn-tehn-tah)

Masculine plural:

They are happy.
Ellos están contentos.
(Eh-yohs ehs-tahn kohn-tehn-tohs)

Feminine plural:

They are happy.
Ellas están contentas.
(Eh-yahs ehs-tahn kohn-tehn-tahs)

ADJECTIVES ENDING IN –E

Masculine singular:

He is sad.
El está triste.
(Ehl ehs-tah trees-teh)

Feminine singular:

She is sad.
Ella está triste.
(Eh-yah ehs-tah trees-teh)

*From Joyce EV, Villanueva ME: Say It in Spanish, ed 2, Saunders, Philadelphia, 2000.

Masculine plural:	They are sad.
	Ellos están tristes.
	(Eh-yohs ehs-tahn trees-tehs)
Feminine plural:	They are sad.
	Ellas están tristes.
	(Eh-yahs ehs-tahn trees-tehs)

ADJECTIVES ENDING IN A CONSONANT

Masculine singular:	The procedure is difficult.
	El procedimiento es difícil.
	(Ehl proh-seh-dee-mee-ehn-toh ehs dee-fee-seel)
Feminine singular:	The measurement is difficult.
	La medida es difícil.
	(Lah meh-dee-dah ehs dee-fee-seel)
Masculine plural:	The exams are difficult.
	Los exámenes son difíciles.
	(Lohs ehx-ah-meh-nehs sohn dee-fee-see-lehs)
Feminine plural:	The measurements are difficult.
	Las medidas son difíciles.
	(Lahs meh-dee-dahs sohn dee-fee-see-lehs)

Demonstrative adjectives precede the nouns they modify and agree with them in number and gender.

this book	este libro
	(ehs-teh lee-broh)
these pens	estas plumas
	(ehs-tahs ploo-mahs)

Este (*this*) refers to what is near or directly concerns me.

Esos (*those*) refers to what is near or directly concerns you.

Aquel (*that*) refers to what is remote to the speaker or the person addressed.

This pencil is red.	Este lápiz es rojo.
	(Ehs-teh lah-pees ehs roh-hoh)
John, give me that bone.	Juan, déme aquel hueso.
	(Hoo-ahn, deh-meh ah-kehl oo-eh-soh)

SOME COMMON LIMITING ADJECTIVES

all, everything	todo (toh-doh)
bad	malo (mah-loh)
better	mejor (meh-hohr)
big (*age*)	grande (grahn-deh)
first	primero (pree-meh-roh)
fourth	cuarto (koo-ahr-toh)
good	bueno (boo-eh-noh)
less	menos (meh-nohs)
little, few	poco (poh-koh)
more	mucho, más (moo-choh, mahs)
nothing	nada (nah-dah)
one, a, an	un (oon)
small (*age, fit*)	pequeño/chico (peh-keh-nyoh/chee-koh)

POSSESSIVE PRONOUNS

	Singular	**Plural**
mine	el mío, la mía (ehl mee-oh, lah mee-ah)	los míos, las mías (lohs mee-ohs, lahs mee-ahs)
yours	el tuyo, la tuya (ehl too-yoh, lah too-yah)	los tuyos, las tuyas (lohs too-yohs, lahs too-yahs)
his, hers, theirs	el suyo, la suya (ehl soo-yoh, lah soo-yah)	los suyos, las suyas (lohs soo-yohs, lahs soo-yahs)

ours	el nuestro, la nuestra (ehl noo-ehs-troh, lah noo-ehs-trah)	los nuestros, las nuestras (lohs noo-ehs-trohs, lahs noo-ehs-trahs)

Possessive pronouns are formed by the definite article + the long form of the possessive adjective.

My nose is prettier than yours.	Mi nariz es más bonita que la tuya. (Mee nah-rees ehs mahs boh-nee-tah keh lah too-yah)

After the verb **ser,** the article preceding the possessive pronoun is generally omitted.

The bones are mine.	Los huesos son míos. (Lohs oo-eh-sohs soh mee-ohs)
That gown is yours.	Aquella bata es suya. (Ah-keh-yah bah-tah ehs soo-yah)
These books are mine.	Estos libros son míos. (Ehs-tohs lee-brohs sohn mee-ohs)

Possession is expressed by **de** + the possessor. This corresponds to 's or s' in English.

his pens and yours	sus plumas y las de usted (soos ploo-mahs ee lahs deh oos-tehd)
Martin's pencil	el lápiz de Martín (ehl lah-pees deh Mahr-teen)
my book and Louisa's	mi libro y el de Luisa (mee lee-broh ee ehl deh Loo-ee-sah)
our patient	nuestro paciente (noo-ehs-troh pah-see-ehn-teh)
her rings	sus anillos (soos ah-nee-yohs)
a friend of theirs	un amigo de ellos (oon ah-mee-goh deh eh-yohs)

WHOSE?

The interrogative pronoun *whose?* is expressed in Spanish by **de quién es?**

Whose pen is it?	¿De quién es la pluma? (Deh kee-ehn ehs lah ploo-mah)
It belongs to the doctor.	Es del doctor. (Ehs dehl dohk-tohr)
Whose card is it?	¿De quién es la tarjeta? (Deh kee-ehn ehs lah tahr-heh-tah)
Mr. García's.	Del señor García. (Dehl seh-nyohr Gahr-see-ah)
Whose X-rays are these?	¿De quién son estas radiografías? (Deh kee-ehn sohn ehs-tahs rah-dee-oh-grah-fee-ahs)
They are Mrs. Luna's.	Son de la señora Luna. (Sohn deh lah seh-nyoh-rah Loo-nah)

SOME COMMON PREPOSITIONS

about	acerca de (ah-sehr-kah deh)
according	según (seh-goon)
after	después de (dehs-poo-ehs deh)
against	contra (kohn-trah)
among, between	entre (ehn-treh)
around	alrededor de (ahl-reh-deh-dohr deh)
before	antes de (ahn-tehs deh)
behind	detrás de (deh-trahs deh)

beneath, under	debajo de (deh-bah-hoh deh)
beside	además de (ah-deh-mahs deh)
during	durante (doo-rahn-teh)
far	lejos de (leh-hohs deh)
for	para (pah-rah)
for, by, therefore	por (pohr)
from, of	de (deh)
in, or	en (ehn)
in front of	enfrente de (ehn-frehn-teh deh)
in front of	delante de (deh-lahn-teh deh)
near	cerca de (sehr-kah deh)
outside of	fuera de (foo-eh-rah deh)
over, above	sobre (soh-breh)
since	desde (dehs-deh)
to, at	a (ah)
toward	hacia (ah-see-ah)
until	hasta (ahs-tah)
with	con (kohn)
within	dentro de (dehn-troh deh)

TABLE 1 Feminine and Masculine Adjectives

TABLA 1 Adjetivos femeninos y masculinos

Adjective	Feminine	Masculine
this	esta (ehs-tah)	este (ehs-teh)
these	estas (ehs-tahs)	estos (ehs-tohs)
that	esa (eh-sah)	ese (eh-seh)
those	esas (eh-sahs)	esos (eh-sohs)
that	aquella (ah-keh-yah)	aquel (ah-kehl)
those	aquellas (ah-keh-yahs)	aquellos (ah-keh-yohs)

TABLE 2 Personal Pronouns

TABLA 2 Pronombres personales

Singular	Plural
I	we (masculine)
yo	nosotros
(yoh)	(noh-soh-trohs)
	we (feminine)
	nosotras
	(noh-soh-trahs)
you (familiar)	you
tú	vosotros/as
(too)	(boh-soh-trohs/ahs)
you (formal)	you
usted	ustedes
(oos-tehd)	(oos-teh-dehs)
he	they (masculine)
él	ellos
(ehl)	(eh-yohs)
she	they (feminine)
ella	ellas
(eh-yah)	(eh-yahs)

Verbs

Verbos

Verbs are to a sentence what the spinal cord is to the body. Verbs give structure to a sentence because they tell us what is being done and when it is being done; for example: I *talk* to the nurse (present), I *talked* to the nurse (past), I *will talk* to the nurse (future).

Los verbos son para una oración lo que la espina dorsal es para el cuerpo. Los verbos dan estructura a una oración al indicar qué es lo que se está haciendo y cuándo se está haciendo; por ejemplo: Yo *hablo* con la enfermera (presente), Yo *hablé* con la enfermera ayer (pasado), Yo *hablaré* con la enfermera mañana (futuro).

Regular verbs end in **-ar, -er,** or **-ir** in Spanish. They are easy to conjugate because you usually take the stem of the verb and add the endings: **o, as, a, amos, an.** See Table 1.

Los verbos regulares tienen la terminación *-ar, -er, o -ir* en español. Son fáciles de conjugarse ya que usualmente se toma la raíz del verbo y se le agrega la terminación: o, *as, a, amos, -an.* Vea la Tabla 1.

to auscultate	auscultar (ah-oos-kool-tahr)
to be born	nacer (nah-sehr)
to become ill	enfermarse (ehn-fehr-mahr-seh)
to bring near	acercar (ah-sehr-kahr)
to call	llamar (yah-mahr)
to die	morir (moh-reer)
to eat	comer (koh-mehr)
to examine	examinar (ehx-ah-mee-nahr)

to get better	mejorar
	(meh-hoh-rahr)
to heal	sanar
	(sah-nahr)
to hear	oír
	(oh-eer)
to hurt	doler
	(doh-lehr)
to leave (behind)	dejar
	(deh-hahr)
to listen	escuchar
	(ehs-koo-chahr)
to live	vivir
	(bee-beer)
to name	nombrar
	(nohm-brahr)
to operate	operar
	(oh-peh-rahr)
to palpate	palpar
	(pahl-pahr)
to revise	revisar
	(reh-bee-sahr)
to see	ver
	(behr)
to vomit	vomitar
	(boh-mee-tahr)
to agree	acordar
	(ah-kohr-dahr)
to bore	aburrir
	(ah-boo-reer)
to come	venir
	(beh-neer)
to deserve	merecer
	(meh-reh-sehr)
to finish	acabar
	(ah-kah-bahr)
to go out	salir
	(sah-leer)
to let go	soltar
	(sohl-tahr)
to need	necesitar
	(neh-seh-see-tahr)

to reach	alcanzar
	(ahl-kahn-sahr)
to remain	quedar
	(keh-dahr)
to stop	parar
	(pah-rahr)
to take out	sacar
	(sah-kahr)
to walk	caminar
	(kah-mee-nahr)

Personal pronouns designate who is performing the action. Many times it is not necessary to include the personal pronouns when conjugating a verb or using it in a sentence.

Los pronombres personales designan a las personas que hacen la acción. Muchas veces no es necesario usar la persona al conjugar verbos o al usarlos en una oración.

PERSONAL PRONOUNS

I	yo
	(yoh)
you (*informal*)	tú
	(too)
he/she/you	él/ella/usted
	(ehl/eh-yah/oos-tehd)
we	nosotros
	(noh-soh-trohs)
they/you (*plural*)	ellos/ellas/ustedes
	(eh-yohs/eh-yahs/oos-teh-dehs)
To Feel	**Sentir**
	(Sehn-Teer)
I feel	siento
	(see-ehn-toh)
you feel	sientes
	(see-ehn-tehs)
he/she feels; you feel	siente
	(see-ehn-teh)
we feel	sentimos
	(sehn-tee-mohs)

they feel

sienten
(see-ehn-tehn)

To Sit Down

**Sentarse
(Sehn-Tahr-Seh)**

I sit

me siento
(meh see-ehn-toh)

you sit

te sientas
(teh see-ehn-tahs)

he/she sits; you sit

se sienta
(seh see-ehn-tah)

we sit

nos sentamos
(nohs sehn-tah-mohs)

they sit

se sientan
(seh see-ehn-tahn)

The reflexive pronouns change the verb's action.
Los pronombres reflexivos cambian la acción del verbo.

Mover (To Move)

Action On Self

yo me muevo
(yoh meh moo-eh-boh)
tú te mueves
(too teh moo-eh-behs)
tú mueves
(too moo-eh-behs)
él/ella se mueve
(ehl/eh-yah seh moo-eh-beh)
él/ella mueve
(ehl/eh-yah moo-eh-beh)
nosotros nos movemos
(noh-soh-trohs nohs moh-beh-mohs)
nosotros movemos
(noh-soh-trohs moh-beh-mohs)
ellos/ellas se mueven
(eh-yohs/eh-yahs seh moo-eh-behn)
ellos/ellas mueven
(eh-yohs/eh-yahs moo-eh-behn)

Action On Object

yo muevo (yoh moo-eh-boh)

to advise	aconsejar (ah-kohn-seh-hahr)
to ask	preguntar (preh-goon-tahr)
to bathe	bañar (bah-nyahr)
to be afraid	temer (teh-mehr)
to believe	creer (kreh-ehr)
to boil	hervir (ehr-beer)
to break	romper (rohm-pehr)
to build	construir (kohns-troo-eer)
to carry	llevar (yeh-bahr)
to change	cambiar (kahm-bee-ahr)
to clean	limpiar (leem-pee-ahr)
to communicate	comunicar (koh-moo-nee-kahr)
to complain	quejar (keh-hahr)
to conduct	conducir (kohn-doo-seer)
to confuse	confundir (kohn-foon-deer)
to cook	cocinar (koh-see-nahr)
to cover	cubrir (koo-breer)
to cry	llorar (yoh-rahr)
to cut	cortar (kohr-tahr)
to deny	negar (neh-gahr)
to destroy	destruir (dehs-troo-eer)

to disappear	desaparecer (deh-sah-pah-reh-sehr)
to discover, find	descubrir (dehs-koo-breer)
to do/make	hacer (ah-sehr)
to drink	beber (beh-behr)
to eat breakfast	desayunar (deh-sah-yoo-nahr)
to embrace	abrazar (ah-brah-sahr)
to employ	emplear (ehm-pleh-ahr)
to feel	sentir (sehn-teer)
to fill	llenar (yeh-nahr)
to find	hallar (ah-yahr)
to fix	componer (kohm-poh-nehr)
to fly	volar (boh-lahr)
to get up, raise	levantar (leh-bahn-tahr)
to give	dar (dahr)
to go	ir (eer)
to go to bed, lie down	acostarse (ah-kohs-tahr-seh)
to have	haber (ah-behr)
to hunt	cazar (kah-sahr)
to joke, kid	bromear (broh-meh-ahr)
to jump	saltar (sahl-tahr)
to kiss	besar (beh-sahr)

to know	conocer (koh-noh-sehr)
to lose	perder (pehr-dehr)
to marry	casar (kah-sahr)
to paint	pintar (peen-tahr)
to point	señalar (seh-nyah-lahr)
to promise	prometer (proh-meh-tehr)
to receive	recibir (reh-see-beer)
to recognize	reconocer (reh-koh-noh-sehr)
to remember	acordar/recordar (ah-kohr-dahr/reh-kohr- dahr)
to respond	responder (rehs-pohn-dehr)
to return	regresar/volver (reh-greh-sahr/bohl- behr)
to scream	gritar (gree-tahr)
to see	ver (behr)
to sell	vender (behn-dehr)
to serve	servir (sehr-beer)
to shake	temblar (tehm-blahr)
to sit	sentar (sehn-tahr)
to sleep	dormir (dohr-meer)
to speak	hablar (ah-blahr)
to start	comenzar (koh-mehn-sahr)

to step	pisar (pee-sahr)
to suffer	sufrir (soo-freer)
to take	tomar (toh-mahr)
to thank for	agradecer (ah-grah-deh-sehr)
to try	tratar (trah-tahr)
to turn	voltear (bohl-teh-ahr)
to turn off	apagar (ah-pah-gahr)
to want	querer (keh-rehr)
to wash	lavar (lah-bahr)
to wish	desear (deh-seh-ahr)
to work	trabajar (trah-bah-hahr)
to accept	aceptar (ah-sehp-tahr)
to activate	activar (ahk-tee-bahr)
to administer	administrar (ahd-mee-nees-trahr)
to authorize	autorizar (ah-oo-toh-ree-sahr)
to beat, knock	golpear (gohl-peh-ahr)
to bleed	sangrar (sahn-grahr)
to conserve	conservar (kohn-sehr-bahr)
to control	controlar (kohn-troh-lahr)
to evaluate	evaluar (eh-bah-loo-ahr)
to hit	pegar (peh-gahr)

to inform	informar
	(een-fohr-mahr)
to interpret	interpretar
	(een-tehr-preh-tahr)
to present	presentar
	(preh-sehn-tahr)
to protect	proteger
	(proh-teh-hehr)
to provoke	provocar
	(proh-boh-kahr)
to reduce	reducir
	(reh-doo-seer)
to revise	revisar
	(reh-bee-sahr)
to select	seleccionar
	(seh-lehk-see-oh-nahr)
to separate	separar
	(seh-pah-rahr)
to suspend	suspender
	(soos-pehn-dehr)
to write	escribir
	(ehs-kree-beer)

The verbs **ser** and **estar** both translate in English as to be, but they are not interchangeable. Both are irregular in the present and the past tense.

Los verbos *ser y estar* **se traducen al inglés** *to be,* **pero no se intercambian. Los dos verbos son irregulares en el tiempo presente y en el pasado.**

	SER	ESTAR
I am	yo soy	yo estoy
	(yo soh-ee)	(yoh ehs-tohy)
you are	usted es/tú eres	usted está/tú estás
	(oos-tehd ehs-too eh-rehs)	(oos-tehd ehs-tah/too ehs-tahs)
he/she/it is	él/ella/eso es	él/ella/eso está
	(ehl/eh-yah/eh-soh ehs)	(ehl/eh-yah/eh-soh ehs-tah)
we are	nosotros somos	nosotros estamos
	(noh-soh-trohs soh-mohs)	(noh-soh-trohs ehs-tah-mohs)

they are	ellos/ellas son	ellos/ellas están
	(eh-yohs/eh-yahs sohn)	(eh-yohs/eh-yahs ehs-tahn)

USES OF SER

Ser expresses a relatively permanent quality.

age:	You are old.	Usted es viejo.
characteristic:	The snow is cold.	La nieve es fría.
color:	The urine is yellow.	La orina es amarilla.
shape:	The glass is round.	El vaso es redondo.
size:	You are tall.	Usted es alto.
possession:	The pencil is mine.	El lápiz es mío.
wealth:	The man is rich.	El hombre es rico.

Ser is used with predicate nouns, pronouns, or adjectives.

He is a dentist.	El es dentista
Who am I?	¿Quién soy yo?
We are Protestant.	Nosotros somos protestantes.

Ser indicates material, origin, or ownership.

material:	The needle is metal.	La aguja es de metal.
origin:	The doctor is from Texas.	El doctor es de Tejas.
ownership:	The dentures are mine.	Las dentaduras son mías.

Ser tells time.

It is one o'clock.	Es la una.
It is 10 o'clock.	Son las diez.

USES OF ESTAR

Estar expresses location (permanent and temporary).

Dallas is in Texas.	Dallas está en Tejas.
I am in the room.	Yo estoy en el cuarto.

Estar expresses status of health.

How are you?	¿Cómo está usted?
I am fine.	Estoy bien.
We are sick.	Estamos enfermos.

Estar expresses a temporary characteristic or quality.

He is nervous.	El está nervioso.
I am ready.	Estoy lista.
You are far away.	Usted está lejos.

TABLE I **Regular Verb**		**TABLA I** **Verbo regular**	

Verb	**Stem**	**Endings**	**Persons**
To live	viv-	o	yo vivo (yoh bee-boh)
Vivir (bee-beer)	viv-	es	tú vives (too bee-behs)
	viv-	e	el/ella vive (ehl/eh-yah bee-beh)
	viv-	imos	nosotros vivimos (noh-soh-trohs bee-bee-mohs)
	viv-	en	ellos/ellas viven (eh-yohs/eh-yahs bee-behn)

TABLE 2 **Present** **and Past Tense**	**TABLA 2** **Tiempo presente y pasado**	

VERB: to eat	**comer**	**(koh-mehr)**
Present Tense	**Tiempo presente**	
I eat	yo como	(yoh koh-moh)
you eat	tú comes	(too koh-mehs)
he/she eats	él/ella come	(ehl/eh-yah koh-meh)
we eat	nosotros comemos	(noh-soh-trohs koh-meh-mohs)
they eat	ellos/ellas comen	(eh-yohs/eh-yahs koh-mehn)
Past Tense	**Tiempo pasado**	
I ate	yo comí	(yoh koh-mee)
you ate	tú comiste	(too koh-mees-teh)
he/she ate	él/ella comió	(ehl/eh-yah koh-mee-oh)
we ate	nosotros comimos	(noh-soh-trohs koh-mee-mohs)
they ate	ellos/ellas comieron	(eh-yohs/eh-yahs koh-mee-eh-rohn)

TABLE 3 Verb Tenses	TABLA 3 Tiempo de los verbos

Verb: To speak

Present Tense	*Tiempo presente*	
speak	hablar	(ah-blahr)
I speak	yo hablo	(yoh ah-bloh)
you speak	tú hablas	(too ah-blahs)
he/she speaks	él/ella habla	(ehl/eh-yah ah-blah)
we speak	nosotros hablamos	(noh-soh-trohs ah-blah-mohs)
they speak	ellos/ellas hablan	(eh-yohs/eh-yahs ah-blahn)

Past Tense	*Tiempo pasado*	
I spoke	yo hablé	(yoh ah-bleh)
you spoke	tú hablaste	(too ah-blahs-teh)
he/she spoke	él/ella habló	(ehl/eh-yah ah-bloh)
we spoke	nosotros hablamos	(noh-soh-trohs ah-blah-mohs)
they spoke	ellos/ellas hablaron	(eh-yohs/eh-yahs ah-blah-rohn)

Future Tense	*Tiempo futuro*	
I will speak	yo hablaré	(yoh ah-blah-reh)
you will speak	tú hablarás	(too ah-blah-rahs)
he/she will speak	él/ella hablará	(ehl/eh-yah ah-blah-rah)
we will speak	nosotros hablaremos	(noh-soh-trohs ah-blah-reh-mohs)
they will speak	ellos/ellas hablarán	(eh-yohs/eh-yahs ah-blah-rahn)

From Joyce EV, Villanueva ME: Say It in Spanish, ed 2, Saunders, Philadelphia, 2000.

Pronunciation*

Pronunciación

A sounds like *a* in *father* and is pronounced like a clipped *ah*.

ayudar	to help
el abdomen	abdomen
la amígdala	tonsil
la cama	bed
la bata	bathrobe

B has the sound of *b* in book when it begins a sentence and when it follows *m* or *n*.

el bol	basin
bañar	to bathe
el brazo	arm
el hombre	man
la boca	mouth

The sound of **B** becomes softened when it is located between vowels.

la cabeza	head
el rebozo	shawl

The Spanish **B** and **V** have the same sound.

C has a hard sound, as in *come* when it occurs before *a, o, u,* or before a consonant.

la cama	bed
la cuna	cradle
el cuello	neck
la cara	face

C before an *e* or *i* has an *s* sound.

la medicina	medicine
ciego	blind
la receta	prescription
la cintura	waist
el cerebro	brain

*From Chou B: Practical Spanish in eyecare, Butterworth-Heinemann, Boston, 2001.

CH has the sound of *ch* in child.

el muchacho	boy
chupar	to suck
la noche	night
la chaqueta	jacket
la chica	girl
el chupón	pacifier

D is a hard dental sound at the beginning of a word.

la debilidad	weakness
los dientes	teeth
el doctor	doctor
mandar	to order
el dolor	pain

D has a soft or *th* sound as in *them* between vowels.

el lado	side
el médico	doctor
el dedo	finger
el cuidado	care
el codo	elbow
mojado	wet

E sounds like the English e in the word *eight*.

el pecho	chest
el pelo	hair
la enfermedad	illness
la espalda baja	lower back
eructar	to belch
el bébe	baby
la espalda	back
el papel	paper
el equilibrio	equilibrium
la mesa	table
estornudar	to sneeze
el estómago	stomach
empujar	to push

F has the same sounds as in English.

la fiebre	fever
frío	cold temperature
la fecha	date on the calendar
fumar	to smoke
flaco	skinny

G before *a, o,* or *u* has a hard sound in *get.*

gordo	fat
las gafas	eyeglasses
el gargajo	phlegm
el gato	cat

G before an *e* or *i* has a guttural *h* sound as in the German *ach.*

la gente	people
las alergias	allergies
las gemelos	twins

Occasionally a silent *u* will precede the e or i to indicate that the **G** is hard, as in *go.*

pagué	paid
el hormigueo	tingling sensation or "pins and needles"

To *keep* the *u* sound in the *-gue* or *-gui* combination, a dieresis (¨) is placed over the *u* as in:

la vergüenza	shame
el ungüento	ointment

H is a silent letter.

humano	human
hinchar	to swell
las hormonas	hormones
el hueso	bone
el hígado	liver
el huevo	egg

I is a short sound as in *machine*

irritable	irritable
la incisión	incision
el instrumento	instrument
incómodo	uncomfortable
mi	my

J sounds like a hard English *h,* a guttural *h* sound as in the German *ach.*

la jeringa	syringe
las orejas	ears
el jaunete	bunion
los ojos	eyes
la aguja	needle
trabajar	to work

K is not part of the Spanish alphabet. It is used only in words of foreign origin, and it has the same pronunciation as in English.

el kilo	kilogram
el kilómetro	kilometer

L is the same as in English.

la lengua	tongue
la píldora	pill
el líquido	liquid
las lágrimas	tears
los labios	lips
la luz	light

LL sounds like *y* in the word *yes*.

los tobillos	ankles
llorar	to cry
la cuchillada	gash
las costillas	ribs
las espaldilla	shoulder blade
la mejilla	cheek

M is the same as in English.

morir	to die
las manos	hands
la médula	marrow
el músculo	muscle

N is pronounced like *m* before *b*, *f*, *p*, *m*, and *v*.

enfermo	sick
la enfermera	nurse
un brazo	arm
un viejo	old man
un pulmón	lung

N otherwise sounds the same as in English.

la náusea	nausea
nervioso	nervous
la nariz	nose
nacer	to be born

Ñ has the English sound of *ny* or *ni* as in *canyon* or *onion*.

los riñones	kidneys
el puño	fist
estreñido	constipated

el sueño	dream, sleep
el señor	Mr., the gentleman, sir
la muñeca	wrist

O sounds like the o in *born*.

la obesidad	obesity
la oreja	ear
emocional	emotional
el muslo	thigh
no	no
el pelo	hair

O followed by a consonant sounds like the English *o* in *or*.

orinar	to urinate
el ombligo	navel
el órgano	organ

P has the same sound as in English.

la parálisis	paralysis
el pañal	diaper
poco	little, referring to quantity
el paciente	patient
la pulmonía	pneumonia
el papá	dad
puje	bear down

There are several silent **P**s, as in:

la psicología	psychology
la psiquiatra	psychiatrist
la psicoterapia	psychotherapy

Q appears only before *ue* or *ui*. The *u* is always silent, and the **Q** has a *k* sound.

quejar	to complain
tranquilo	tranquil
la quijada	jaw
la izquierda	left
los bronquios	bronchial tubes
el queso	cheese

R is trilled at the beginning of a word.

la roncha	rash
el reumatismo	rheumatism
las rodillas	knees
el resfriado, el resfrío	cold in the nose

R is slightly trilled in the middle of a word.

primo	cousin
la varicela	chicken pox
la hernia	hernia
operar	to operate
la nariz	nose

RR is strongly trilled.

el carro	car
el catarro	cold in the head
el perro	dog

S has the ess sound in English.

la saliva	saliva
toser	to cough
el sarampión	measles
la causa	cause
el sudor	sweat
la sangre	blood
la vista	sight, vision

S before *b, d, g, l, m, n,* and *v* has the *z* sound as in toys.

el asma	asthma
los dientes	teeth
la desgana	loss of appetite

T is similar to English.

el té	tea
tragar	to swallow
las tijeras	scissors
el teléfono	telephone
tranquilo	tranquil
este	this

U sounds like the English *u* in *rule.*

último	last in a series
usar	to use
la unión	union
único	only

V has the same sound as *b* in Spain. In most Latin countries *v* sounds like *v.*

el vértigo	dizziness
vestirse	to get dressed
la verruga	wart

el vientre	belly
aliviarse	to get well

W is not part of the Spanish alphabet. It is used only in foreign words and is pronounced as it is in English.

Wáshington

X has the sound of English *x* before a consonant.

explicar	to explain
la extensión	extension
excelente	excellent
el extranjero	foreigner

When it stands between vowels, **X** has a *gs* sound as in *eggs*.

el examen	exam
el oxígeno	oxygen

Y sounds like the English *y* in *yes*.

yo	I
el yodo	iodine
yeso	cast
el yerno	son-in-law

When **Y** follows *n*, it has the sound as the English *j* as in *judge*.

la inyeccíon	injection
inyectar	to inject

When **Y** stands alone, it sounds like the Spanish *i*.

Z always has the *s* sound.

el zumbido	buzzing
embarazada	pregnant
el corazón	heart
izquierdo	left
el brazo	arm
zurdo	left-handed
el zapato	shoe
la matriz	womb

Contents

Contenido

Part I
General Communication and Administration, 1

Chapter 1
Addressing The Patient with Courtesy, 2

Chapter 2
Speaking to Children, 6

Chapter 3
General Emergency Protocol, 9

Chapter 4
Office Administration, 21

Chapter 5
Common Patient Questions and Responses, 28

Part II
Patient Evaluation and Planning Care, 33

Chapter 6
Taking a Patient History, 34

Chapter 7
Overall Health Assessment, 44

Chapter 15
Evaluation of the Teeth and Restorations, 93

Chapter 16
Periodontal Evaluation, 97

Chapter 17
Endodontic Evaluation, 106

Chapter 18
Occlusal and Orthodontic Evaluation, 109

Part III
Delivery of Care and Post-Operative Care, 113

Chapter 19
Preventive Care, 114

Chapter 20
Restorative Treatment, 172

Chapter 21
Dental Hygiene Care and Periodontal Therapy, 177

Chapter 22
Endodontic Treatment, 191

Chapter 23
Orthodontic Treatment, 194

Chapter 24
Prosthetic Examination and Treatment, 196

Part I
Parte I

General Communication and Administration

Comunicación y Administración General

Chapter 1
Addressing the Patient with Courtesy

Capítulo 1
Dirigiéndose al Paciente con Cortesía

GREETING THE PATIENT
SALUDO AL PACIENTE

Good (morning/afternoon/evening).
Buenos(as) (días/tardes/noches).

It is nice to meet you.
Es bueno conocerle.

Hello _____. I am _____.
Hola _____. Yo soy _____.

I am the _____ and I will be working with you today.
(See Box 1-1)
Yo soy el/la _____ y estaré trabajando con Usted hoy. *(Vea el Cuadro 1-1)*

Welcome to our office.
Bienvenido(a) a nuestra oficina.

I'm sorry you had to wait. We are very busy today.
Disculpe que haya tenido que esperar. Estamos bien ocupados hoy.

How are you today?
¿Cómo se encuentra hoy?

Have you been seen by Dr. _____ before?
¿Dr(a). _____ lo/la ha visto antes?

Box 1-1 Members of the dental team	Cuadro 1-1 Miembros del equipo dental
• Dentist • Dental hygienist • Dental assistant • Office manager	• Dentista • Higienista dental • Asistente dental • Gerente de la oficina

Is this your first visit to the office?
¿Es ésta su primera visita a la oficina?

Come in, Mr./Mrs./ Miss _____.
Entre, Sr. /Sra./ Srta. _____.

Mr./Mrs./Miss _____, this is Dr. _____. Dr. _____, this is Mr./Mrs./Miss _____.
Sr./Sra./Srta. _____, éste/a es el/la Dr(a). _____. Dr(a). _____, éste/a es el/la Sr./Sra./Srta. _____.

Dr. _____ is going to be treating you today.
Dr(a). _____ lo/la estará tratando hoy.

Thank you for being such a (cooperative/good) patient today.
Gracias por ser tan (cooperador(a)/buen(a)) paciente hoy.

Do you have any questions about your treatment today?
¿Usted tiene alguna pregunta acerca de su tratamiento hoy?

It was a pleasure meeting you.
Fue un placer conocerle.

I look forward to seeing you at your next appointment.
Estaré a la espera de verle en su próxima cita.

UNDERSTANDING THE PATIENT
ENTENDIENDO AL PACIENTE

Do you prefer to speak Spanish or English?
¿Usted prefiere hablar en español o en inglés?

Please repeat what you told me.
Repita lo que me dijo, por favor.

**I didn't understand you completely. You told me that
_____, correct?**
No le entendí completamente. ¿Me dijo que _____,
correcto?

I still don't understand you.
Todavía no le entiendo.

**I didn't understand anything you said
to me.**
No entendí nada de lo que me dijo.

**My Spanish is limited, so please use (simple/everyday)
words.**
Mi español es limitado, entonces hábleme con palabras
(sencillas/comunes).

Please speak more slowly.
Hable más despacio, por favor.

I'm not familiar with that word.
No conozco esa palabra.

What is the meaning of that word?
¿Qué (significa/quiere decir) esa palabra?

I cannot hear you. Please speak louder.
No puedo oírle. Hable más fuerte, por favor.

I did not say that (to you).
No (le) dije eso.

**I need a (translator/interpreter)—wait
a minute.**
Necesito a un (traductor/intérprete)—espere
un minuto.

Is this correct?
¿Es esto correcto?

BIDDING FAREWELL
DESPEDIDA

Thank you very much.
Muchas gracias.

You're welcome. (It was nothing.)
De nada. (No fue nada.)

Don't mention it. (You're welcome.)
No hay de que. (De nada.)

It was a pleasure serving you.
Fue un placer haberle atendido.

You are very kind.
Usted es muy amable.

Very nice meeting you.
Mucho gusto en conocerlo(a).

Same to you.
Igualmente.

See you later.
Hasta luego.

Until next time. (See you soon.)
Hasta la próxima vez. (Hasta pronto.)

Goodbye.
Adiós.

Chapter 2
Speaking to Children

Capítulo 2
Hablar con los Niños

Come with me.
Ven conmigo.

Hold my hand.
Agarra mi mano.

How old are you?
¿Cuántos años tienes?

You look so nice today.
Te ves muy lindo(a) hoy.

I like your (dress/shirt/shoes).
Me gusta(n) (tu traje/tu camisa/tus zapatos).

(Climb/jump) into the chair.
(Súbete/Salta) a la silla.

Let me show you how this chair works.
Déjame enseñarte como funciona esta silla.

The chair goes up and down, like this.
Esta silla se sube y se baja, así.

Let me tell you what we will be doing today.
Déjame decirte que estaremos haciendo hoy.

Open (wide/wider).
Abre (grande/más grande).

Do you know how many teeth you have? Let's count them. Hold this mirror.
¿Tú sabes cuantos dientes tienes? Vamos a contarlos. Aguanta este espejo.

This is a little squirt gun. It sprays water on your tooth.
Ésta es una pequeña pistola que lanza chorros. Ésta rocía agua en tu diente.

This is air. I am going to spray some on your tooth to dry it.
Esto es aire. Voy a rociar tu diente para secarlo.

This is a bright light. It will help us to see better. Would you like to wear special sunglasses?
Ésta es una luz brillante. Ésta nos ayudará a ver mejor. ¿Te gustaría usar unas gafas de sol especiales?

Let me show you how this works.
Déjame mostrarte como esto funciona.

This is a piece of cotton. It is soft and will keep your teeth dry.
Éste es un pedazo de algodón. Es suave y mantendrá tus dientes secos.

I am going to use this little toothpick to look at your tooth.
Voy a usar este palillo pequeño para observar tu diente.

We are going to put your tooth to sleep with some sleepy juice. Your tooth will feel tingly just like when your foot or leg falls asleep.
Vamos a poner tu diente a dormir con un poco de jugo para adormecer. Vas a sentir un hormigueo en tu diente igual a cuando se te duerme el pie o la pierna.

We are going to take this little piece of rubber and put it over your tooth.
Vamos a tomar este pedacito de goma y colocarlo sobre tu diente.

It is called a rubber dam. It is like a raincoat for your tooth.
Se llama un dique de goma. Es como un impermeable para tu diente.

You are a good helper.
Eres un buen ayudante.

Thank you for being so good.
Gracias por ser tan bueno(a).

Chapter 3
General Emergency Protocol

Capítulo 3
Protocolo General de Emergencia

MEDICAL EMERGENCIES
EMERGENCIAS MÉDICAS

Don't swallow. We will help remove it from your mouth.
No trague. Le ayudaremos a removerlo de su boca.

Are you not feeling well? Tell me how you feel. (See Box 3-1)
¿No se está sintiendo bien? Dígame como se siente. (Vea el Cuadro 3-1)

Are you feeling _____? (See Box 3-1)
¿Se siente _____? (Vea el Cuadro 3-1)

_____, (Name) has this happened to you before at the dentist?
¿_____, (Nombre) le ha pasado esto antes en el dentista?

Is there someone we should call?
¿Hay alguien a quien debamos llamar?

You have (fainted/had a seizure).
Se ha (desmayado/tenido una convulsión).

Turn your head this way to vomit.
Vire su cabeza a este lado para vomitar.

I will call the dentist in since you are not feeling well.
Voy a llamar al dentista ya que usted no se está sintiendo bien.

9

Box 3-1 Descriptions of how a patient feels	Cuadro 3-1 Descripciones de cómo el paciente se siente
• Clammy	• Frío(a) y húmedo(a)
• Cold	• Frío(a)
• Disoriented	• Desorientado(a)
• Dizzy	• Mareado(a)
• Hot	• Caliente
• Light-headed	• La cabeza liviana
• Nauseated	• Nauseado(a)
• Sick to my stomach	• Enfermo(a) del estómago
• Sleepy	• Soñoliento(a)
• Sweaty	• Sudoroso(a)
• Tired	• Cansado(a)

We will reschedule your appointment since you are not feeling well today.
Vamos a volver a programar su cita ya que no se siente bien hoy.

The dentist will be in charge.
El/La dentista va a estar a cargo.

Remain calm; we are here for you.
Manténgase calmado(a); estamos aquí para usted.

To keep from fainting, please remain calm and keep lying down.
Para impedir que se desmaye, por favor permanezca calmado(a) y quédese acostado(a).

Call (911/medical assistance).
Llama (al 911/a asistencia médica).

We have called (911/medical assistance).
Hemos llamado (al 911/a asistencia médica).

Medical assistance will soon be here.
Asistencia médica estará aquí pronto.

We will stay with you until emergency help gets here.
Nos quedaremos con usted hasta que llegue ayuda para
emergencias.

We will be taking your (blood pressure/pulse).
Le tomaremos su (presión sanguínea/pulso).

Bring in the oxygen for this patient.
Trae el oxígeno para este paciente.

We will be placing you on oxygen.
Le estaremos poniendo oxígeno.

Here's the oxygen mask.
Aquí está la máscara de oxígeno.

Breathe normally with the oxygen.
Respire normalmente con el oxígeno.

Do you need your medications?
¿Usted necesita sus medicamentos?

Use your inhaler for your asthma attack.
Use su inhalador para su ataque de asma.

Use your pills for your heart pain.
Use sus pastillas para su dolor del corazón.

Are you having trouble breathing?
¿Está teniendo problemas para respirar?

Slow down your breathing.
Respire más despacio.

Are you having trouble swallowing?
¿Está teniendo problemas para tragar?

Is your skin itchy?
¿Tiene picazón en la piel?

Is your heart palpitating?
¿Está palpitando su corazón?

Do you have any crushing pain in your chest?
¿Usted tiene algún dolor opresivo en su pecho?

Is there shooting pain up your arm?
¿Tiene un dolor punzante en su brazo?

Is there a change in your vision?
¿Hay algún cambio en su visión?

We will be injecting you with medicine for your allergy attack.
Le inyectaremos su medicina para su reacción alérgica.

(Eat/drink) this (sugar/orange juice) to help with your blood sugar.
(Coma/Tome) (esta azúcar/este jugo de naranja) para ayudarle con su azúcar en la sangre.

We will be helping _____ (name) to breathe.
Le estaremos ayudando a _____ (nombre) a respirar.

_____ (Name) has gone into (cardiac arrest/ unconsciousness).
_____ (Nombre) ha entrado en (un paro cardíaco/una pérdida de conocimiento).

We will be performing cardiopulmonary resuscitation (CPR) on _____ (name).
Estaremos llevando a cabo resucitación cardiopulmonar (RCP) en _____ (nombre).

We will be using this automatic electronic defibrillator (AED) on _____ (name).
Estaremos usando este defibrilador automático electrónico (DAE) en _____ (nombre).

Stand back during the use of the automatic electronic defibrillator.
Retroceda durante el uso del defibrilador automático electrónico.

DENTAL EMERGENCIES
EMERGENCIAS DENTALES

Do you have a toothache?
¿Usted tiene dolor de dientes?

Does your (tooth/jaw/TMJ joint) hurt now?
¿Le duele su (diente/mandíbula/coyuntura
   temporomandibular)?

Do your gums hurt now?
¿Le duelen sus encías ahora?

Are you in pain?
¿Tiene dolor?

Is it a (sharp/deep/throbbing) pain?
¿Es un dolor (agudo/profundo/punzante)?

Does it hurt you at night?
¿Le duele en las noches?

Does it hurt when you are lying down?
¿Le duele cuando está acostado(a)?

Is it worse during the day or night?
¿Es peor durante el día o la noche?

Does it hurt when you get up in the morning?
¿Le duele cuando se levanta en la mañana?

Does it hurt when you open wide?
¿Le duele cuando abre grande?

**Does the pain get better or worse when you (lie
   down/sit up)?**
¿El dolor se mejora o se empeora cuando usted se
   (acuesta/sienta)?

How long have you been in pain?
¿Cuánto tiempo lleva con dolor?

Where is the pain?
¿Dónde es el dolor?

Please point to where you have the pain.
Por favor, señale dónde tiene el dolor.

When did the pain start?
¿Cuándo comenzó el dolor?

How many days ago?
¿Hace cuántos días?

Did you have an accident?
¿Usted ha tenido un accidente?

Did you fall?
¿Usted se cayó?

Were you hit in the face?
¿Le pegaron en la cara?

You are bleeding.
Está sangrando.

You are swollen.
Está hinchado(a).

You have a cut on your _____. *(See Box 3-2)*
Tiene una cortadura en su(s) _____. *(Vea el Cuadro 3-2)*

Box 3-2 Parts of the mouth that may be cut	Cuadro 3-2 Partes de la boca que pueden estar cortadas
• Cheek	• Cachete/Mejilla
• Gums/gingiva	• Encías/gingiva
• Lip	• Labio
• Roof of the mouth	• Cielo de la boca
• Tongue	• Lengua

We need to place some stitches to close the cut.
Necesitamos poner algunos puntos para cerrar la cortadura.

Are you taking any medication for the pain?
¿Está tomando algún medicamento para el dolor?

Is it working?
¿Está trabajando?

What medication are you taking?
¿Qué medicamento está tomando?

How often do you take the medication?
¿Con qué frecuencia toma el medicamento?

How long have you been taking the medication?
¿Cuánto tiempo ha estado tomando el medicamento?

Does anything make the pain worse?
¿Hay algo que empeora el dolor?

Are any teeth sensitive to _____? *(See Box 3-3)*
¿Son algunos dientes sensibles al (a los) _____? *(Vea el Cuadro 3-3)*

Does it hurt when you bite (hard/soft) things?
¿Le duele cuando muerde cosas (duras/suaves)?

Have you ever had a pain like this before?
¿Ha tenido un dolor como este antes?

Does the tooth feel hot?
¿Se siente caliente el diente?

Is there any (bleeding/swelling/pus)?
¿Hay (algún sangrado/alguna hinchazón/alguna pus)?

Does it hurt deep in the bone or where the tooth and gum meet?
¿Le duele en lo profundo del hueso o donde se une el diente con la encía?

Box 3-3 Things that teeth can be sensitive to	**Cuadro 3-3** Cosas a las que pueden ser sensibles los dientes
• Air • Biting • Cold • Drinking • Heat • Sweets	• Aire • Morder • Frío • Beber • Calor • Dulces

This tooth cannot be saved.
Este diente no puede ser salvado.

Would you like to try to save this tooth?
¿Le gustaría tratar de salvar este diente?

Does the tooth feel loose?
¿El diente se siente suelto?

Does more than one tooth hurt?
¿Le duele más de un diente?

Does the pain extend to the top and bottom jaws?
¿El dolor se extiende hacia las quijadas de arriba y abajo?

I am going to tap on your teeth. Let me know if any tooth hurts.
Voy a golpear sus dientes ligeramente. Déjeme saber si algún diente le duele.

Does it hurt when I press here?
¿Le duele cuándo aprieto aquí?

Which tooth hurts more, this one or this one?
¿Cuál diente le duele más, éste o éste?

Does the tooth feel sharp?
¿Sus dientes se sienten afilados?

Is it cutting your tongue?
¿Esto le está cortando su lengua?

Please bite down slowly.
Por favor muerda lentamente.

Please tap your teeth together.
Por favor choque sus dientes unos con otros.

Please slowly bite down as hard as you can on this. If it hurts, then stop biting immediately.
Por favor muerda esto lentamente tan fuerte como pueda. Si le duele, entonces deje de morder inmediatamente.

Would you like me to take care of this problem now?
¿Le gustaría que me encargue de este problema ahora?

Would you like me to give you medication to relieve the pain?
¿Le gustaría que le diera medicamentos para aliviar el dolor?

I want to give you medication to relieve the pain. Here is a prescription.
Quiero darle medicamentos para aliviar el dolor. Aquí tiene una receta.

Take the medicine every _____ hours.
Tome la medicina cada _____ horas.

This pain medication has a narcotic in it. Do not drink alcohol or drive or operate machinery if you take it.
Este medicamento para el dolor contiene un narcótico. No tome alcohol ni maneje u opere maquinaria si la toma.

This medication does not have a narcotic in it.
Este medicamento no contiene ningún narcótico.

Does it hurt when you open and close your mouth?
¿Le duele cuando abre y cierra su boca?

Does it hurt here?
¿Le duele aquí?

We need to take a radiograph of this (area/tooth).
Necesitamos tomar una radiografía de (esta área/este diente).

I can let you know exactly what your problem is as soon as I see the radiograph.
Yo le puedo dejar saber exactamente cuál es su problema tan pronto como vea su radiografía.

I can see on the radiograph that you have _____. (See Box 3-4)
Puedo ver en la radiografía que usted tiene _____. *(Vea el Cuadro 3-4)*

From this radiograph, I do not see anything wrong with your tooth.
De esta radiografía, no veo nada mal con su diente.

Was anything done to this tooth recently?
¿Se le hizo algo a este diente recientemente?

Box 3-4 Problems that can be detected on a radiograph	Cuadro 3-4 Problemas que pueden ser detectados en una radiografía
• An abscess	• Un absceso
• A cracked tooth	• Un diente fraccionado
• A cyst	• Un quiste
• A fractured jaw	• Una mandíbula fracturada
• A fractured tooth	• Un diente fracturado
• A gum infection	• Una infección de encía
• An impacted tooth	• Un diente retenido
• An infection	• Una infección
• A tumor	• Un tumor
• Bone fracture	• Una fractura de hueso
• Bone spur	• Un espolón de hueso
• Caries/cavities	• Caries
• Dry socket	• Un alveolo seco

If this tooth is extracted you should fill the space with a(n) (implant/bridge/partial denture) in the near future.
Si este diente es extraído, usted debe llenar el espacio con (un implante/un puente/una dentadura parcial) en un futuro no muy lejano.

This procedure will stop the pain, but the treatment is not finished.
Este procedimiento detendrá el dolor, pero el tratamiento no se ha terminado.

You need to come back in _____days to have the treatment finished.
Usted necesita regresar en _____ días para terminar su tratamiento.

You should return for a full exam.
Usted debe regresar para un examen completo.

During the full exam, I can see if there are any other problems with your teeth.
Durante el examen completo, puedo ver si hay algún otro problema con sus dientes.

DENTAL TRAUMA (AVULSED TOOTH)
TRAUMA DENTAL (DIENTE AVULSO)

When was the accident?
¿Cuándo fue el accidente?

Where was the accident?
¿Dónde fue el accidente?

Where did you find the tooth?
¿Dónde encontró el diente?

What did you do with the tooth?
¿Qué hizo con el diente?

Do you have the tooth?
¿Usted tiene el diente?

We need to take a radiograph of the area.
Necesitaremos tomar una radiografía del área.

We will reimplant the tooth.
Necesitaremos reimplantar el diente.

We will stabilize the tooth with a splint.
Estabilizaremos el diente con una férula.

The area will be very sore.
El área estará muy adolorida.

The tooth will need to have a root canal treatment.
El diente necesitará un tratamiento de canal radicular.

We need to see you again in _____ days.
Necesitaremos verle otra vez en _____ días.

Chapter 4
Office Administration

Capítulo 4
Administración de la Oficina

Good (morning/afternoon/evening).
Buenos(as) (días/tardes/noches).

It is good to see you.
Es bueno verle.

I am _____, the office manager.
Yo soy _____, el/la gerente de la oficina.

Has your address changed since your last appointment?
¿Ha cambiado su dirección desde su última cita?

Has your insurance changed since your last appointment?
¿Ha cambiado su seguro médico desde su última cita?

MAKING APPOINTMENTS
HACER CITAS

What time of day is best for you to come to the office for an appointment?
¿Qué hora del día es la mejor para venir a la oficina para una cita?

I have _____ (time) available on _____ (day) _____ (month) _____ (date).
Yo tengo disponible a la(s) _____ (hora) el _____ (día) _____ (fecha) de _____ (mes).

Will this time be (okay/convenient) for you?
¿Está (bien/conveniente) esta hora con usted?

The doctor is going to be in a meeting on that day.
El/la doctor(a) estará en una reunión ese día.

We need to make another appointment.
Necesitamos hacer otra cita.

You need _____ more appointments to complete your treatment.
Usted necesita _____ citas más para completar su tratamiento.

You need to have an appointment in _____ (days/weeks/months).
Usted necesita tener una cita en _____ (días/semanas/meses).

Here is an appointment card with our phone number on it.
Aquí tiene una tarjeta de citas con nuestro número de teléfono.

Be certain to call us the day before if you cannot keep this appointment.
Asegúrese de llamarnos el día antes si no puede atender a su cita.

Did you understand what (the doctor/the hygienist/I) told you to do?
¿Entendió lo que (el/la doctor(a)/ el/la higienista/yo) le dijo(e) que hiciera?

Do you have any questions?
¿Usted tiene alguna pregunta?

_____, (Name) I am sorry you are in discomfort. The doctor can see you at _____ (time) today.
_____, (Nombre) lo siento que esté incómodo(a). El/La doctor(a) puede verle hoy a la(s) _____ (hora).

APPOINTMENT RECOMMENDATIONS
RECOMENDACIONES DE LA CITA

You will need to _____ before dental treatment. *(See Box 4-1)*
Usted tendrá que _____ antes del tratamiento dental. *(Vea el Cuadro 4-1)*

We will need to schedule your appointment in the (morning/afternoon) due to your health.
Necesitaremos fijar la hora de su cita en la (mañana/tarde) debido a su salud.

We recommend (nitrous oxide/oxygen) during dental treatment due to your health. It will relax you and make the situation comfortable.
Le recomendamos (óxido nitroso/oxígeno) durante el tratamiento dental debido a su salud. Le ayudará a relajarse y a hacer la situación cómoda.

Box 4-1 Common recommendations	Cuadro 4-1 Recomendaciones comunes
• Eat	• Comer
• Check your bleeding time	• Inspeccionar su tiempo de sangrado
• Check your blood glucose	• Inspeccionar su glucosa sanguínea
• Decrease your dosage	• Reducir su dosis
• Not eat (Fast)	• No comer (Ayunar)
• Increase your dosage	• Aumentar su dosis
• Rest well	• Descansar bien
• Rinse your mouth	• Enjuagar su boca
• Take antibiotic premedication	• Tomar premedicación antibiótica
• Take a sedative premedication	• Tomar una premedicación sedante
• Take your medicine	• Tomar sus medicamentos

Bacteria from plaque on your teeth can enter your bloodstream during dental treatment and infect your (heart/joint prosthesis).

Bacterias de la placa en sus dientes pueden entrar en su flujo sanguíneo durante el tratamiento dental e infectar su (corazón/prótesis de coyuntura).

Antibiotic premedication will kill the bacteria from plaque entering your bloodstream during dental treatment.

La premedicación antibiótica matará las bacterias de la placa que entren en su flujo sanguíneo durante el tratamiento dental.

Antibiotic premedication needs to be taken I hour before most dental treatment.

La premedicación antibiótica necesita ser tomada una hora antes de la mayoría de los tratamientos dentales.

MAKING REFERRALS
HACER REFERIDOS

_____, (Name) we are going to need to refer you to a _____ for the treatment Dr. _____ has outlined. *(See Box 4-2)*

_____, (Nombre) vamos a necesitar referirle a un(a) _____ para el tratamiento que el/la Dr(a). _____ ha establecido. *(Vea el Cuadro 4-2)*

The name of the specialist the doctor is referring you to is Dr. _____.

El nombre del especialista al cual el/la doctor(a) le está refiriendo es el/la Dr(a). _____.

(His/her) office is located at_____. Do you know where that street is?

Su oficina está localizada en _____. ¿Sabe dónde está esa calle?

We will send Dr. _____ a letter regarding your treatment.

Enviaremos al/a la Dr(a). _____ una carta acerca de su tratamiento.

Box 4-2 Types of specialists	**Cuadro 4-2 Tipos de especialistas**
• Brace specialist (Orthodontist)	• Especialista en frenillos (Ortodoncista)
• Dental specialist	• Especialista dental
• Dentist of record	• Dentista de historial
• Denture specialist (Prosthodontist)	• Especialista en dentaduras (Prostodontista)
• Dermatologist	• Dermatólogo(a)
• Gum specialist (Periodontist)	• Especialista en encías (Periodontista)
• Medical doctor	• Doctor(a)/Médico(a)
• Oral surgeon	• Cirujano(a) oral
• Root canal specialist (Endodontist)	• Especialista en canal radicular (Endodontista)

We will send your radiographs to Dr. _____.
Enviaremos sus radiografías al/a la Dr(a). _____.

You need to call Dr. _____ at this number to make an appointment: _____.
Usted tiene que llamar al/a la Dr(a). _____ a este número para hacer una cita:_____ .

DISCUSSING FEES AND DENTAL INSURANCE
DISCUTIR HONORARIOS Y SEGURO DENTAL

(Mr./Mrs./Miss) _____, the fee for today is $_____.
(Sr./Sra./Srta.) _____, el honorario por hoy es $_____.

Your insurance covers this fee.
Su seguro cubre este honorario.

The insurance covers $_____ or _____% of this fee.
El seguro cubre $_____ ó _____% de este honorario.

Your insurance does not cover this fee.
Su seguro no cubre este honorario.

You need to pay the co-payment, which is $_____.
Usted tiene que pagar el copago, que es $_____.

Our office policy is that you pay for the services today.
Nuestra política es que usted paga hoy por los servicios.

Our office policy is that you pay the co-payment for services today.
Nuestra política es que usted paga hoy el copago de sus servicios.

We do not accept _____ insurance but will send your forms to the company.
Nosotros no aceptamos el seguro _____ pero enviaremos sus formularios a la compañía.

You can pay the full amount today and you will be reimbursed by the company for the amount covered by your insurance.
Usted puede pagar el honorario completo hoy, y será reembolsado(a) por la compañía por la cantidad cubierta por su seguro.

We do not participate in _____ insurance company.
Nosotros no participamos en el plan de seguro _____.

How would you like to take care of this fee today? We accept checks, cash, insurance, and credit cards.
¿Cómo le gustaría encargarse de este honorario hoy? Aceptamos cheques, efectivo, seguro y tarjetas de crédito.

OFFICE HOURS
HORAS DE OFICINA

Our hours are _____ to _____ on (days) _____ through (days)_____.
Nuestras horas son de ____ a _____ de (día) _____ a (día)_____.

Our office is open on (days) _____.
Nuestra oficina está abierta los (días) _____.

Our office is closed on (days) _____.
Nuestra oficina está cerrada los (días) _____.

Do you know where our office is located?
¿Sabe dónde está localizada nuestra oficina?

Our office is located at _____. **It is near** _____
(local street or landmark).
Nuestra oficina está localizada en _____. Está cerca de
_____(calle local o monumento).

Our phone number is _____.
Nuestro número de teléfono es _____.

Chapter 5
Common Patient Questions and Responses

Capítulo 5
Preguntas y Respuestas Comunes de Pacientes

PATIENT QUESTIONS
PREGUNTAS DE PACIENTES

Can this tooth be _____? *(See Box 5-1)*
¿Este diente puede ser _____? *(Vea el Cuadro 5-1)*

How many teeth need to be _____?
¿Cuántos dientes necesitan ser _____?

What are you going to do?
¿Qué usted va a hacer?

Will it hurt?
¿Dolerá?

Can I be numbed?
¿Me puede adormecer?

Do I have to be numbed?
¿Necesito ser adormecido(a)?

Are you going to give me a shot?
¿Me va a dar una inyección?

Can I have gas?
¿Me puede dar gas?

Box 5-1 Common procedures that patients inquire about	Cuadro 5-1 Procedimientos comunes sobre lo que los pacientes preguntan
• Capped (crowned)	• Coronado(s)
• Pulled (extracted)	• Extraído(s)
• Filled (restored)	• Empastado(s) (restaurado(s))
• Lost	• Perdido(s)
• Root canal	• Canal radicular
• Saved	• Salvado(s)

Will I be able to drive home?
¿Podré manejar hasta mi casa?

Do I have to come back?
¿Tengo que regresar?

How much will it cost?
¿Cuánto va a costar?

What kind of (toothbrush/toothpaste) should I use?
¿Qué clase de (cepillo de dientes/pasta de dientes) debo usar?

How much toothpaste should (I/they) use?
¿Cuánta pasta de dientes (debo/deben) usar?

PATIENT RESPONSES
RESPUESTAS DE PACIENTES

My (tooth/gum/mouth) is okay.
Mi (diente/encía/boca) está bien.

My (tooth/gum/mouth) hurts here.
Mi (diente/encía/boca) duele aquí.

When I (bite/chew/eat) this tooth hurts.
Cuando (muerdo/mastico/como) este diente me duele.

My tooth hurts with (cold/heat/sweets).
Mi diente me duele con (frío/calor/dulces).

**I have an (abscess/gum boil) in this tooth.
Right here.**
Tengo un (absceso/flemón) en este diente. Aquí.

I have (bleeding/an infection) here.
Tengo (un sangrado/una infección) aquí.

I had a radiograph taken of the tooth.
Obtuve una radiografía del diente.

Be careful with my (tooth/gum/mouth).
Tenga cuidado con mi (diente/encía/boca).

I've been without teeth for (_____ months/_____ years).
He estado sin dientes por (_____ meses/_____ años).

I don't want a new denture.
No quiero una nueva dentadura.

I want a new denture.
Quiero una nueva dentadura.

I like the way my old denture (felt/looked).
Me gusta como mi dentadura vieja se (sentía/veía).

My denture is (broken/loose/lost).
Mi dentadura está (rota/suelta/perdida).

My denture hurts my gum when I (eat/smile/speak).
Mi dentadura lastima mis encías cuando (como/sonrío/hablo).

I (brush/floss) _____ times day.
Yo me (cepillo/limpio con hilo dental) _____ veces al día.

I use a (hard/soft) toothbrush.
Yo uso un cepillo de dientes (duro/suave).

Flossing is too hard.
Limpiarse con hilo dental es demasiado difícil.

I have no time for flossing.
Yo no tengo tiempo para limpiar mis dientes con hilo
  dental.

**I am concerned about (my/my child's) _____. *(See Box
5-2)***
Estoy preocupado(a) con _____ en (mí/ mi niño(a)). *(Vea el
  Cuadro 5-2)*

I have never had my teeth cleaned.
Nunca he tenido mis dientes limpiados.

It's been a long time since my last cleaning.
Ha pasado mucho tiempo desde mi última limpieza.

My teeth are sensitive.
Mis dientes son sensibles.

Don't touch this area when you are cleaning.
No toque esta área cuando esté limpiando.

My gums are bleeding.
Mis encías están sangrando.

Does a cleaning remove the tooth?
¿Una limpieza remueve el diente?

Box 5-2 Conditions that patients may be concerned about	**Cuadro 5-2 Condiciones que pueden preocupar a los pacientes**
• Bad breath	• El mal aliento
• Bleeding gums	• Las encías sangrando
• Cavities	• Las caries
• Dry mouth	• La boca reseca
• Exposed root	• La raíz expuesta
• Fillings	• Las empastaduras
• Stain	• La mancha
• Tartar/calculus	• El sarro/el cálculo

I need _____. *(See Box 5-3)*
Necesito _____. *(Vea el Cuadro 5-3)*

Box 5-3 Possible patient needs during treatment	Cuadro 5-3 Posibles necesidades del paciente durante el tratamiento
• More numbing	• Más adormecimiento
• More rinsing	• Más enjuague
• More suction	• Más succión
• Nitrous oxide	• Óxido nitroso
• To sit upright	• Sentarme derecho(a)
• To spit	• Escupir
• Warm water rinse	• Enjuague de agua tibia

Part II
Parte II

Patient Evaluation and Planning Care

Evaluación Del Paciente y Planificación Del Cuidado

Chapter 6
Taking a Patient History

Capítulo 6
Tomando La Historia Del Paciente

COMPLETING THE HEALTH AND MEDICAL HISTORY FORMS
COMPLETANDO LOS FORMULARIOS DE LA HISTORIA DE SALUD Y MÉDICA

I have some paperwork that needs to be completed.
Tengo algunos papeles que necesitan ser completados.

We need to have you (complete/fill out) these forms.
Necesitamos que usted (complete/llene) estos formularios.

This is the health history form from your last visit. I would like to verify that it is still accurate.
Éste es el formulario de la historia de salud de su última visita. Me gustaría verificar que ésta sigue siendo correcta.

Are you able to complete these forms? Do you need help from me?
¿Es usted capaz de completar estos formularios? ¿Necesita ayuda de mí?

We need to have some personal history for our records.
Necesitamos tener alguna historia personal para nuestros archivos.

Our office policy is consistent with the federal guidelines of the Health Insurance Portability and Accountability Act of 1996 (HIPAA).
Nuestra política de la oficina concuerda con las guías federales de la Ley de Portabilidad y Responsabilidad del Seguro Médico de 1996 (HIPAA por sus siglas en inglés).

We will ensure the confidentiality of your health information.
Le aseguramos discreción de su información de salud.

Your health plan requires this information.
Su plan de salud requiere esta información.

What is your name? First name? Middle name? Last name?
¿Cómo se llama? ¿Primer nombre? ¿Segundo nombre? ¿Apellido?

How do I spell your name?
¿Cómo escribo su nombre?

What is your address? City? State? Zip code?
¿Cuál es su dirección? ¿Ciudad? ¿Estado? ¿Código postal?

What is your phone number? What is the area code?
¿Cuál es su número teléfono? ¿Cuál es el código de área?

What is your birth date?
¿Cuál es su fecha de nacimiento?

Who is responsible for this account?
¿Quién es responsable por esta cuenta?

[If this is a child] What is the child's nickname?
[Si éste es un(a) niño(a)] ¿Cuál es el apodo (del niño/de la niña)?

Are you the parent or responsible guardian for this (patient/child)?
¿Es usted el padre o guardián responsable por este(a) (paciente/niño(a))?

Are you covered by insurance?
¿Está usted cubierto(a) por un seguro?

Which insurance company?
¿Cuál compañía de seguro?

Do you have the insurance card with you today?
¿Usted tiene la tarjeta del seguro con usted hoy?

Is the insurance in your name? If not, whose name is it in?
¿Está el seguro a su nombre? Si no, ¿a qué nombre está?

What is the relationship of the subscriber to you? *(See Box 6-1)*
¿Cuál es la relación del abonado con usted? *(Vea el Cuadro 6-1)*

Are you covered by any other insurance? If so, which one?
¿Está usted cubierto(a) por cualquier otro seguro? Si es así, ¿por cuál?

Do you have the insurance identification card with you?
¿Usted tiene la tarjeta de identificación del seguro con usted?

Who is the subscriber's employer?
¿Cuál es el empleador del abonado?

Do you work?
¿Usted trabaja?

Who is your employer?
¿Quién es su empleador?

Box 6-1 Persons who may carry insurance for a dental patient	Cuadro 6-1 Personas que pueden tener seguro para un paciente dental
• Husband	• El esposo
• Wife	• La esposa
• Father	• El padre
• Mother	• La madre
• Self	• Uno(a) mismo(a)

What is your phone number at work?
¿Cuál es el número de teléfono de su trabajo?

What is your address at work?
¿Cuál es la dirección de su trabajo?

I need to have you sign this form. I have recorded all of the information that you just gave me on this form.
Necesito que firme este formulario. Tengo anotada toda la información que justo me dio en este formulario.

DENTAL HISTORY
HISTORIA DENTAL

Before we can treat you we need to have some information about your dental health. I will ask you a few questions that are on this questionnaire and I can then complete the form for you.
Antes de que podamos tratarle necesitamos tener alguna información acerca de su salud dental. Le preguntaré unas pocas preguntas que están en este cuestionario, y entonces yo podré completar el formulario para usted.

Are you in any discomfort at this time? If yes, where is the discomfort?
¿Tiene usted algún malestar en este momento? Si es así, ¿dónde es el malestar?

What type of discomfort is it? Is it a sharp pain?
¿Qué tipo de malestar es? ¿Es un dolor agudo?

Is this tooth sensitive to heat? Cold? When you bite?
¿Es este diente sensitivo al calor? ¿Frió? ¿Cuándo muerde?

Has there been any swelling in this area? Is it bleeding?
¿Ha habido alguna inflamación en esta área? ¿Está sangrando?

How long has it been bothering you? What relieves the discomfort?
¿Cuánto tiempo hace que lo molesta? ¿Qué alivia el malestar?

How long since you have been to a dentist?
¿Cuánto tiempo ha pasado desde que ha estado en un(a) dentista?

What was done at that time?
¿Qué le hicieron en ese momento?

Did you have radiographs taken?
¿Le tomaron radiografías?

How often did you visit a dentist before then?
¿Con qué frecuencia visitaba al dentista en aquel
    entonces?

Have you lost any teeth? Why?
¿Ha perdido algún diente? ¿Por qué?

**Have the teeth that you lost ever been replaced?
With a removable partial denture? Bridge? Full
denture?**
¿Los dientes que perdió han sido reemplazados en algún
    momento? ¿Con una dentadura parcial removible? ¿Puente?
    ¿Dentadura (postiza) completa?

Are your teeth sensitive to _____? *(See Box 6-2)*
¿Son sus dientes sensitivos al (a los)_____? *(Vea el
    Cuadro 6-2)*

Have you had your teeth straightened? When?
¿Usted ha tenido sus dientes enderezados? ¿Cuándo?

How often do you brush your teeth?
¿Con qué frecuencia cepilla sus dientes?

Box 6-2 Things that teeth can be sensitive to	Cuadro 6-2 Cosas a las que los dientes pueden ser sensitivos
• Air	• Aire
• Biting	• Morder
• Cold	• Frío
• Drinking	• Beber
• Heat	• Calor
• Sweets	• Dulces
• Sour things	• Amargo

How do you brush your teeth?
¿Cómo cepilla sus dientes?

How long do you use your toothbrush before replacing it?
¿Por cuánto tiempo utiliza su cepillo de dientes antes de reemplazarlo?

Do you use a between-the-teeth stimulator?
¿Usted utiliza un estimulador entre los dientes?

Do you use dental floss?
¿Usted utiliza hilo dental?

Do you have bleeding gums? When?
¿Usted tiene encías que sangran? ¿Cuándo?

Do you eat between meals?
¿Usted come entre comidas?

Do you brush your teeth after eating snacks?
¿Usted cepilla sus dientes después de haber comido bocados?

Does food wedge between your teeth? Where?
¿Se acuña comida entre sus dientes? ¿Dónde?

Do you grind or clench your teeth? When?
¿Rechina o aprieta sus dientes? ¿Cuándo?

Have you ever had gum treatments?
¿Ha tenido en algún momento tratamiento para las encías?

Do you feel you have had bad breath at times?
¿Usted se ha sentido con mal aliento ocasionalmente?

Do you sometimes have an unpleasant taste in your mouth?
¿Usted tiene a veces un sabor desagradable en su boca?

Do you have any pain around your ears? Do you hear popping, clicking, or snapping noises when you chew?
¿Usted tiene algún dolor alrededor de sus orejas? ¿Usted escucha estallidos, chasquidos o crujidos mientras mastica?

Are you aware of any swelling or lumps in your mouth?
¿Usted está consciente de cualquier hinchazón o absceso en su
   boca?

**Do you have or have you ever had any of the following
habits?** *(See Box 6-3)*
¿Usted tiene o ha tenido alguno de los siguientes hábitos alguna
   vez? *(Vea el Cuadro 6-3)*

TREATMENT GOALS
OBJETIVOS DEL TRATAMIENTO

How do you feel about your teeth?
¿Cómo se siente acerca de sus dientes?

Box 6-3 Oral habits	Cuadro 6-3 Hábitos orales
• Biting fingernails	• Morderse las uñas
• Biting hairpins	• Morder las horquillas
• Biting lips	• Morderse los labios
• Biting thread	• Morder hilo
• Cheek or tongue chewing	• Masticar el cachete o la lengua
• Chewing on pencils/pens	• Masticar lápices/bolígrafos
• Chewing on seeds/nuts/ice	• Masticar semillas/nueces/hielo
• Drinking tea/coffee	• Tomar té/café
• Excessive gum chewing	• Masticar excesivamente goma de mascar
• Excessive mouth breathing	• Respirar excesivamente por la boca
• Fingersucking	• Chuparse los dedos
• Grinding/clenching	• Rechinar/apretar
• Mint/hard candy use	• Uso de pastillas de menta/bombón
• Opening containers/plastic bags with teeth	• Abrir envases/bolsas plásticas con los dientes
• Thumbsucking	• Chuparse el dedo gordo
• Tobacco use	• Uso de tabaco

Do you like the way your teeth look?
¿Le gusta la manera en la que sus dientes se ven?

Do you want to keep the natural teeth you have?
¿Usted quiere mantener los dientes naturales que tiene?

**Do you want to avoid dental discomfort you may have
experienced in the past?**
¿Usted quiere evitar la incomodidad dental que puede haber
experimentado en el pasado?

Do you want to avoid dentures?
¿Usted quiere evitar las dentaduras (postizas)?

Do you want to have pleasant breath?
¿Usted quiere tener un aliento agradable?

**If you have children, do you want to learn how to help
them keep their teeth for a lifetime without
discomfort?**
Si usted tiene niños, ¿usted quiere aprender cómo ayudarles
a mantener sus dientes de por vida sin incomodidades?

MEDICAL HISTORY
HISTORIA MÉDICA

**We need to have some information about your general
health. I am going to help you fill out this form, and I
need to ask you some questions.**
Necesitamos tener alguna información acerca de su salud
general. Yo le voy a ayudar a llenar este formulario, y necesito
preguntarle algunas preguntas.

**What was the date of your last physical
examination?**
¿Cuál fue la fecha de su último examen físico?

Who is your (physician/medical doctor)?
¿Quién es su (médico(a)/doctor(a))?

What is your birth date? Age?
¿Cuál es su fecha de nacimiento? ¿Edad?

Do you have or have you had any of the following?
¿Usted tiene o ha tenido alguno de los siguientes?

Any heart problems? If yes, when? What type of problems? Heart murmur? Pacemaker?
¿Cualquier problema cardíaco? Si es así, ¿cuándo? ¿Qué tipo de problema? ¿Soplo cardíaco? ¿Marcador de paso?

Have you ever had rheumatic fever?
¿Usted ha tenido alguna vez fiebre reumática?

Do you have any prosthetic devices?
¿Usted tiene cualquier aparato prostético?

Have you ever been advised to take a premedication prior to dental treatment?
¿Usted ha sido aconsejado(a) alguna vez para tomar premedicación antes del tratamiento dental?

Have you ever had Hepatitis B? Hepatitis C?
¿Usted ha tenido alguna vez Hepatitis B? ¿Hepatitis C?

Do you have high blood pressure? If yes, are you on any medication? If yes, what are you taking, when, and how often?
¿Usted tiene la presión sanguínea alta? Si es así, ¿está usted en algún medicamento? Si es así, ¿qué está tomando, cuándo y con qué frecuencia?

Do you have low blood pressure? If yes, are you being treated by a doctor? If yes, are you on any medication? If yes, what medication? How much and how often do you take it?
¿Usted tiene la presión sanguínea baja? Si es así, ¿está usted siendo tratado(a) por un(a) doctor(a)? Si es así, ¿usted está en algún medicamento? Si es así, ¿qué medicamento? ¿Cuánto y con qué frecuencia usted lo toma?

Do you have any circulatory problems? If yes, what type of problem are you having?
¿Usted tiene cualquier problema circulatorio? Si es así, ¿qué tipo de problema usted está teniendo?

Do you have any nervous problems? If yes, what type of problem are you having?

¿Usted tiene cualquier problema nervioso? Si es así, ¿qué tipo de problema está teniendo?

Have you ever had radiation treatment? If yes, when was the treatment? For what was the radiation treatment done?

¿Usted ha tenido tratamiento de radiación? Si es así, ¿cuándo fue el tratamiento? ¿Para qué fue el tratamiento de radiación hecho?

Have you ever experienced excessive bleeding? If yes, when and where?

¿Ha experimentado alguna vez sangrado excesivo? Si es así, ¿cuándo y dónde?

Have you been diagnosed with AIDS? When were you diagnosed? Are you under any treatment?

¿Usted ha sido diagnosticado(a) con SIDA? ¿Cuándo fue usted diagnosticado(a)? ¿Usted está bajo(a) algún tratamiento?

MEDICATIONS AND ALLERGIES
MEDICAMENTOS Y ALERGIAS

Are you currently taking any medication(s)? If yes, what is it?

¿Usted está tomando cualquier medicamento(s) actualmente? Si es así, ¿qué medicamento?

Do you have any allergies to anesthetic? If yes, what type of anesthetic?

¿Usted tiene alguna alergia a un anestésico? Si es así, ¿qué tipo de anestésico?

Do you have any allergies to medicine or drugs? If yes, which ones?

¿Usted tiene cualquier alergia a medicina o fármaco? Si es así, ¿cuáles?

Do you have any other allergies? If yes, what are they?

¿Usted tiene algunas otras alergias? Si es así, ¿cuáles son?

Chapter 7
Overall Health Assessment

Capítulo 7
Evaluación de Salud en General

VITAL SIGNS
SIGNOS VITALES

I will be taking your _____ to record a baseline reading.
(See Box 7-1)
Estaré tomando su _____ para registrar la lectura de su nivel
habitual. *(Vea el Cuadro 7-1)*

**Today's baseline reading for your _____ was not in the
normal range; what do you think made this happen?**
(See Box 7-1)
La lectura de hoy de su nivel habitual de _____ no estaba en el
rango normal; ¿qué usted cree hizo que ocurriera esto? *(Vea
el Cuadro 7-1)*

**A baseline reading that is not in the normal range may
indicate_____.** *(See Box 7-2)*
Una lectura de nivel habitual que no está en el rango normal
puede indicar _____. *(Vea el Cuadro 7-2)*

Temperature
Temperatura

**We use a disposable sheath over the thermometer for
your protection.**
Utilizaremos una vaina desechable sobre el termómetro para
su protección.

**Open your mouth and I will place the thermometer
under your tongue.**
Abra su boca y colocaré el termómetro debajo de su lengua.

Box 7-1 Types of health assessment readings	Cuadro 7-1 Tipos de lecturas de evaluaciones de salud
• Blood pressure • Pulse • Respiration • Temperature	• La presión sanguínea • El pulso • La Respiración • La temperatura

Hold the thermometer with your lips closed.
Aguante el termómetro con los labios cerrados.

Don't bite the thermometer.
No muerda el termómetro.

I will be leaving the thermometer in your mouth for 3 minutes.
Dejaré el termómetro en su boca por tres minutos.

Open your mouth so I can remove the thermometer.
Abra su boca para que yo pueda remover el termómetro.

Box 7-2 Types of problems that can be detected by an abnormal baseline reading	Cuadro 7-2 Tipos de problemas que pueden ser detectados por una lectura de línea basal anormal
• Health problems • A need for you to see your medical doctor • That you are not taking your medicine • An undiagnosed condition	• Unos problemas de salud • Necesidad por ver a su doctor(a)/médico(a) • Que no está tomando medicamentos • Una condición no diagnosticada

I am going to place the thermometer in your ear.
Voy a colocar el termómetro en su oído.

Your temperature today is _____ degrees (C/F).
Su temperatura de hoy es _____ (C/F).

Your temperature is (high/raised/normal).
Su temperatura está (alta/elevada/normal).

A raised temperature can be a sign of infection.
Una temperatura elevada puede ser una señal de
infección.

Pulse
Pulso

To get a pulse, I need to hold your wrist with the palm down.
Para obtener un pulso, necesitaré aguantar su muñeca con la
palma hacia abajo.

With my fingers I will be applying slight, temporary pressure to your wrist in order to take your pulse.
Con mis dedos estaré aplicando presión leve, temporalmente
en su muñeca para tomar su pulso.

Your pulse today is _____ beats per minute.
Su pulso de hoy es _____ latidos por minuto.

Your pulse today feels_____. (See Box 7-3)
Su pulso de hoy se siente _____. (Vea el Cuadro 7-3)

Respiration
Respiración

Your respiration rate is _____ breaths per minute.
Su ritmo de respiración es _____ respiraciones por minuto.

Your respiration today was _____. (See Boxes 7-3 and 7-4)
Su respiración hoy estaba _____.
Su respiración hoy demuestra _____. (Vea los Cuadros
7-3 y 7-4)

Box 7-3 Descriptions of pulse and respiration readings	**Cuadro 7-3 Descripciones de las lecturas de pulso y respiración**
• Bounding	• Saltón
• Fast	• Rápido
• Faster	• Más rápido
• Irregular	• Irregular
• Regular	• Regular
• Normal	• Normal
• Slow	• Lento
• Slower	• Más lento
• Thready	• Filiforme
• Weak	• Débil

Blood Pressure
Presión Sanguínea

To take your blood pressure, I will need your (left/right) arm supported and the palm turned up.
Para tomar su presión sanguínea, necesitaré que su brazo (izquierdo/derecho) sea apoyado y la palma esté hacia arriba.

You need to expose your (left/right) arm fully before I can take your blood pressure.
Necesitará exponer su brazo (izquierdo/derecho) completamente antes de que pueda tomar su presión sanguínea.

Box 7-4 Terms used to describe breathing	**Cuadro 7-4 Términos usados para describir la respiración**
• Dyspnea	• Disnea
• Tachypnea hyperventilation	• Taquipnea hiperventilación

(Push up/roll up) your (left/right) shirt sleeve so I can take your blood pressure.
(Suba/Enrolle) su manga (izquierda/derecha) para que pueda tomarle su presión sanguínea.

Take off your jacket so I can take your blood pressure.
Quítese la chaqueta para que pueda tomarle su presión sanguínea.

I will place this cuff over your arm in order to take your blood pressure.
Colocaré esta abrazadera alrededor de su brazo para tomar su presión sanguínea.

I will pump up this cuff so I can take your blood pressure.
Bombeare esta abrazadera para tomarle su presión sanguínea.

You will feel slight, temporary pressure on your arm while I take your blood pressure.
Sentirá una presión leve en su brazo temporalmente mientras le tomo su presión sanguínea.

I will put this meter over the inside of your elbow in order to take your blood pressure.
Colocaré este metro sobre la parte interior de su codo para tomar su presión sanguínea.

Do you have higher blood pressure in a doctor's office?
¿Usted tiene presión sanguínea más alta en la oficina del médico?

Do you get a "white coat" reading?
¿Usted obtiene una lectura de "bata blanca"?

We will need to use another cuff to get a more accurate reading.
Necesitaremos usar otra abrazadera para obtener una lectura más precisa.

I will place this blood pressure device over your wrist to take your reading automatically.
Colocaré este aparato de presión sanguínea sobre su muñeca para obtener una lectura automáticamente.

Your blood pressure reading is ____ over ____.
Su lectura de presión sanguínea es _____
sobre _____.

The top figure is called the *systolic*, and it represents the heart at work.
La figura de arriba se llama *sistólica*, y representa el corazón en trabajo.

The lower figure is called the *diastolic*, and it represents the heart at rest.
La figura de abajo se llama la *diastólica*, y representa el corazón en descanso.

Your blood pressure today is _____.
Su presión sanguínea hoy es _____.

You have _____ blood pressure. *(See Box 7-5)*
Usted tiene presión sanguínea _____. *(Vea el Cuadro 7-5)*

Box 7-5 Descriptions of blood pressure readings	Cuadro 7-5 Descripciones de las lecturas de presión sanguínea
• High	• Alta
• Higher	• Más alta
• Increased	• Aumentada
• Low	• Baja
• Lower	• Más baja
• Normal	• Normal
• Raised	• Elevada

A high blood pressure reading may mean that you have hypertension.
Una lectura de presión sanguínea alta puede indicar que usted tiene hipertensión.

As a precaution we will need to take your blood pressure (before/during/after) dental treatment.
Como una precaución necesitaremos tomar su presión sanguínea (antes/durante/después) del tratamiento dental.

Rest and we will take your blood pressure again.
Descanse y le tomaremos su presión sanguínea nuevamente.

EXTRAORAL ASSESSMENT
EVALUACIÓN EXTRAORAL

I will be (examining/palpating) your _____ to get some information about your health. (See Box 7-6)
Estaré (examinando/palpando) su ____ para obtener alguna información acerca de su salud. (Vea el Cuadro 7-6)

For your protection I will be wearing gloves while I (examine/palpate) your _____. (See Box 7-6)
Para su protección estaré usando guantes mientras le (examino/palpo) su _____. (Vea el Cuadro 7-6)

With my fingers I will be putting slight, temporary pressure on your face and neck in order to examine you.
Con mis dedos estaré poniendo una presión leve, temporalmente sobre su cara y cuello para examinarle.

Remove your (hat/hearing aid/lipstick).
Quítese el (sombrero/prótesis de oído/lápiz de labio).

Loosen your tie.
Suéltese la corbata.

Sit upright.
Siéntese derecho(a).

Box 7-6 Extraoral structures	Cuadro 7-6 Estructuras extraorales
• Cheek	• Cachete/Mejilla
• Chin	• Barbilla
• Ear	• Oído
• Eye	• Ojo
• Face	• Cara
• Forehead	• Frente
• Jaw	• Mandíbula
• Joint (temporomandibular)	• Coyuntura (temporomandibular)
• Lip	• Labio
• Lymph node	• Nódulo linfático
• Mouth	• Boca
• Muscle	• Músculo
• Neck	• Cuello
• Nose	• Nariz
• Salivary gland	• Glándula salival
• Scalp	• Cuero cabelludo
• Sinus	• Seno
• Tongue	• Lengua
• Thyroid	• Tiroides

Don't lean back.
No se recueste.

Face me.
Míreme.

Are you comfortable while I check your _____? *(See Box 7-6)*
¿Está cómodo(a) mientras le examino su _____? *(Vea el Cuadro 7-6)*

Let me know if you feel uncomfortable while I check your _____. *(See Box 7-6)*
Déjeme saber si se siente incómodo(a) mientras le examino su _____. *(Vea el Cuadro 7-6)*

I will be gentle when (examining/palpating) your _____.
(See Box 7-6)
Seré cuidadoso(a) cuando (examine/palpe) su _____. *(Vea el Cuadro 7-6)*

Do you feel any pain when I press here?
¿Siente algún dolor cuando presiono aquí?

Do you feel pain when you do that?
¿Siente algún dolor cuando hace esto?

Did you notice this?
¿Usted notó esto?

Does this bother you?
¿Esto le molesta?

How long have you had this? (See Box 7-7)
¿Cuánto tiempo ha tenido esto? *(Vea el Cuadro 7-7)*

Has this shown_____? (See Box 7-7)
¿Esto muestra _____? *(Vea el Cuadro 7-7)*

Have you had (lip/skin/oral) cancer?
¿Ha tenido cáncer (del labio/de la piel/de la boca)?

Has this lymph node become enlarged before?
¿Este nódulo linfático se ha agrandado antes?

Have you had trauma to your _____? (See Box 7-6)
¿Ha tenido traumas en su _____? *(Vea el Cuadro 7-6)*

Have you had treatment for this?
¿Ha tenido tratamiento para esto?

Bend your head (forward/backward).
Incline su cabeza hacia (adelante/atrás).

Turn your head to the (right/left).
Vire su cabeza hacia la (derecha/izquierda).

Box 7-7 Common symptoms and conditions	Cuadro 7-7 Síntomas y condiciones comunes
• Abscess formation	• Una formación de absceso
• Ache	• Un dolor constante
• Bleeding	• Un sangrado
• Burning	• Una quemazón
• Change in color	• Un cambio en color
• Enlargement	• Un agrandamiento
• Growth	• Un crecimiento
• Healing	• Una curación
• Infection	• Una infección
• Inflammation	• Una inflamación
• Itching	• Un picor
• Numbness (paresthesia)	• Un adormecimiento (parestesia)
• Pain	• Un dolor
• Sensitivity	• Una sensitividad
• Swelling	• Una hinchazón
• Soreness	• Un dolor
• Tingling	• Un hormigueo
• Ulceration	• Una ulceración

I will be checking your (hairline/outer ear).
Estaré inspeccionando su (línea capilar/oído externo).

I will be placing my fingers in your outer ears and pressing forward so that I can check your joint.
Estaré colocando mis dedos sobre sus oídos externos y haciendo presión hacia delante para inspeccionar su coyuntura.

(Open/close) your (mouth/eyes).
(Abra/Cierre) (su boca/sus ojos).

Move your lower jaw to the (right/left).
Mueva su mandíbula inferior hacia la (derecha/izquierda).

Move your lower jaw (forward/backward).
Mueva su mandíbula inferior hacia (adelante/atrás).

Put your teeth together and bite down hard.
Una sus dientes y muerda fuerte.

Do you hear (anything/a noise) when you (open/close) your mouth?
¿Usted escucha (algo/un ruido) cuando usted (abre/cierra) su boca?

Do you have joint problems? On which side? How often?
¿Usted tiene problemas de coyunturas? ¿En qué lado? ¿Cuán frecuente?

Do you have jaw pain in the morning?
¿Usted tiene dolor en la mandíbula en la mañana?

I will need to check your lower neck area but not any lower than that.
Necesitaré inspeccionar la parte baja de su cuello pero no más debajo de eso.

Raise your shoulders.
Levante los hombros.

I will place my fingers on your neck while you swallow.
Colocaré mis dedos sobre su cuello mientras usted traga.

Swallow some water from this glass. Swallow again.
Trague usando agua de este vaso. Trague otra vez.

DISCUSSION OF EXTRAORAL FINDINGS
DISCUSIÓN DE LOS RESULTADOS EXTRAORALES

See Box 7-8.
Vea el Cuadro 7-8.

You show _____.
Usted muestra _____.

This lesion shows _____.
Esta lesión muestra _____.

Box 7-8 Common extraoral findings	Cuadro 7-8 Hallazgos extraorales comunes
• Acne	• Una acné
• Birthmark	• Una marca de nacimiento
• Bleeding (hemorrhage)	• Un sangrado (hemorragia)
• Blister (vesicle)	• Una ampolla (vesícula)
• Bruise (hematoma)	• Una contusión (hematoma)
• Coldsore	• Un herpes labial
• Dryness	• Una sequedad
• Freckle	• Una peca
• Lesion	• Una lesión
• Mole (nevus)	• Un lunar (nevo)
• Patch (macule/papule)	• Un parche (mácula/pápula)
• Petechiae	• Una petequia
• Redness/red	• Un enrojecimiento/rojo
• Ruddy	• Un rojizo
• Scar	• Una cicatriz
• Spiderlike telangiectasia	• Una telangiectasia aracnoideos
• Swelling	• Un hinchado
• Tumor (cancer)	• Untumor (cáncer)
• Ulcer	• Una úlcera

You have _____.
Usted tiene _____.

OVERALL HEALTH DISCUSSION
DISCUSIÓN DE LA SALUD EN GENERAL

You have a (low/moderate/high) risk of medical complications.
Usted tiene un riesgo (bajo/moderado/alto) de complicaciones médicas.

Due to your health concerns we will need to see you immediately for emergency dental care.
Debido a sus condiciones de salud necesitaremos verle inmediatamente para cuido dental de emergencia.

Due to your health we will take precautions in our (office/clinic) to reduce the risk of complications.
Debido a su salud tomaremos precauciones en nuestra (oficina/clínica) para reducir el riesgo de complicaciones.

We have determined that your health needs to (improve/get better) before you undergo dental treatment.
Hemos determinado que su salud necesita mejorar antes de que usted pueda ir bajo tratamiento dental.

Your blood pressure is too high for us to treat you today.
Su presión sanguínea está demasiado alta para nosotros tratarle hoy.

You need to see your physician.
Usted necesita ver a su médico(a).

You need to be premedicated with an antibiotic before we can treat you.
Usted necesita ser premedicado(a) con un antibiótico antes de que podamos tratarle.

Chapter 8
Assessment of Oral Hygiene Habits

Capítulo 8
Evaluación de los Hábitos de Higiene Oral

Do you brush your teeth every day?
¿Usted se cepilla los dientes todos los días?

How many times a day do you brush your teeth?
¿Cuántas veces al día usted se cepilla los dientes?

Show me how you brush your teeth.
Muéstreme cómo usted se cepilla los dientes.

Are you able to floss your teeth?
¿Usted puede limpiar sus dientes con hilo dental?

Do you floss your teeth every day?
¿Usted limpia sus dientes con hilo dental todos los días?

How often do you floss?
¿Cuán frecuente usted limpia sus dientes con hilo dental?

Do your gums bleed when you (brush/floss) your teeth?
¿Sus encías sangran cuando (cepilla/limpia con hilo dental) sus dientes?

Show me how you floss your teeth.
Muéstreme cómo usted limpia sus dientes con hilo dental.

Would you like me to show you how to floss your teeth?
¿Le gustaría que le mostrara cómo limpiar sus dientes con hilo dental?

Do you use any special brush or tool to clean your teeth?
¿Usted usa algún cepillo o herramienta especial para limpiar sus dientes?

What special brush or tool do you use to clean your teeth?
¿Qué cepillo o herramienta especial usted usa para limpiar sus dientes?

Do you use an interproximal brush?
¿Usted usa un cepillo interproximal?

Do you use a (cylindrical/tapered) interproximal brush?
¿Usted usa un cepillo interproximal (cilíndrico/cónico)?

How do you clean under your bridge?
¿Cómo usted limpia debajo de su puente?

Would you like me to show you how to clean under your bridge?
¿Le gustaría que le mostrara cómo limpiar debajo de su puente?

Do you use a manual or powered toothbrush?
¿Usted usa un cepillo de dientes manual o eléctrico?

How often do you change your toothbrush?
¿Cuán frecuente usted cambia su cepillo de dientes?

You brush your teeth too hard.
Usted cepilla sus dientes demasiado fuerte.

You have worn away tooth and (gums/gingiva) by brushing too hard.
Usted ha gastado el diente y (las encías/la gingiva) cepillándose muy fuerte.

Do you know what causes (dental decay/a cavity/caries)?
¿Usted sabe lo que causa (la descomposición dental/una carie/las caries)?

Do you know what causes (gum disease/periodontal disease)?
¿Usted sabe lo que causa la (enfermedad de la encías/enfermedad periodontal)?

You have many areas of plaque accumulation.
Usted tiene muchas áreas de acumulación de placa.

It is important that you remove plaque daily.
Es importante que usted remueva la placa diariamente.

You need to do a better job with your plaque control.
Usted necesita hacer un mejor trabajo con su control de placa.

I will paint your teeth with this red liquid so that you can easily see the plaque.
Yo le pintaré sus dientes con este líquido rojo para que usted pueda ver fácilmente la placa.

Rinse with this water.
Enjuague con esta agua.

Look into the mirror.
Mire en el espejo.

All the red areas are areas of plaque.
Todas las áreas rojas son áreas de placa.

Can you see the red areas on your teeth?
¿Puede ver las áreas rojas en sus dientes?

Can you see the plaque on your teeth?
¿Puede ver la placa en sus dientes?

Have there been any changes in your oral hygiene habits?
¿Ha habido cualquier cambio en sus hábitos de higiene oral?

Have there been any changes in your (health/diet/medications)?
¿Ha habido cambios en su(s) (salud/dieta/medicamentos)?

Chapter 9
Oral Assessment

Capítulo 9
Evaluación Oral

INTRAORAL ASSESSMENT
EVALUACIÓN INTRAORAL

I am a dental hygienist.
Yo soy un(a) higienista dental.

I will be performing an assessment on you today.
Yo estaré haciendo una evaluación de usted hoy.

I will be planning your dental hygiene treatment based on my assessment.
Yo estaré planificando su tratamiento de higiene dental basado en mi evaluación.

I will be (examining/palpating) your _____ in order to obtain some information about your health. *(See Box 9-1)*
Estaré (examinando/palpando) su _____ para obteneralguna información acerca de su salud. *(Vea el Cuadro 9-1)*

For your protection I will be wearing gloves while I (examine/palpate) your _____. *(See Box 9-1)*
Para su protección estaré usando guantes mientras (examino/palpo) su _____. *(Vea el Cuadro 9-1)*

With my fingers I will be applying slight, temporary pressure in your mouth to examine it.
Con mis dedos aplicare una presión leve, temporal en su boca para examinarle.

Are you comfortable while I examine your mouth?
¿Está cómodo(a) mientras examino su boca?

Box 9-1 Intraoral structures	Cuadro 9-1 Estructuras intraorales
• Cheek	• Cachete/Mejilla
• Floor of the mouth	• Piso de la boca
• Gums/gingiva	• Encías/gingiva
• Lip	• Labio
• Mouth	• Boca
• Mucosa	• Mucosa
• Ridge	• Reborde
• Roof of the mouth (palate)	• Cielo de la boca (paladar)
• Salivary gland	• Glándulas salivales
• Taste buds	• Bulbos gustativos
• Throat (pharynx)	• Garganta (faringe)
• Tongue	• Lengua
• Tonsil	• Amígdala
• Uvula	• Úvula

Let me know if you are uncomfortable while I examine your mouth.
Déjeme saber si está incómodo(a) mientras examino su boca.

Remove your (appliance/denture/retainer).
Remueva su (aparato/dentadura/retenedor).

(Open/close) your mouth.
(Abra/Cierre) su boca.

Partially open your mouth.
Abra su boca parcialmente.

Close it slightly.
Ciérrela levemente.

Bend your head (forward/backward).
Eche su cabeza hacia (adelante/atrás).

Turn your head to the (right/left).
Vire su cabeza hacia la (derecha/izquierda).

Stick your tongue out.
Saque su lengua.

Touch your tongue to the roof of your mouth.
Toque el cielo de la boca con su lengua.

I will need to hold your tongue to examine it.
Necesitaré aguantar su lengua para examinarla.

Move your lower jaw to the (right/left).
Mueva su mandíbula inferior hacia la (derecha/izquierda).

Move your lower jaw (forward/backward).
Mueva su mandíbula inferior hacia (adelante/atrás).

Put your teeth together and bite down hard.
Junte sus dientes y muerda fuertemente.

Say "ah."
Diga "a."

Have your tonsils been (infected/removed)?
¿Ha tenido sus amígdalas (infectadas/removidas)?

You have a chewing line in your cheek.
Usted tiene una línea de mascar en su cachete.

Do you (bite/chew) your cheeks?
¿Usted (muerde/mastica) sus cachetes?

**Have you burned your mouth with hot food or drink
recently?**
¿Se ha quemado su boca con un alimento o bebida caliente
recientemente?

Do you feel any pain when I press here?
¿Usted siente algún dolor cuando presiono aquí?

Do you feel pain when you do that?
¿Usted siente algún dolor cuando hace eso?

Did you notice this?
¿Usted notó esto?

Does this bother you?
¿Le molesta esto?

How long have you had this?
¿Por cuánto tiempo ha tenido esto?

Have you had (lip/mouth) cancer?
¿Ha tenido cáncer (del labio/de la boca)?

Have you had trauma to your (face/teeth)?
¿Ha sufrido un trauma en (su cara/sus dientes)?

Have you had treatment for this?
¿Ha tenido algún tratamiento para esto?

I will be using this (brush/dye) and (light/rinse) to check your tissues.
Estaré usando este (cepillo/tinte) y (luz/enjuague) para inspeccionar sus tejidos.

DISCUSSION OF SOFT TISSUE FINDINGS
DISCUSIÓN DE LOS RESULTADOS EN EL TEJIDO SUAVE

See Box 9-2.
Vea el Cuadro 9-2.

Have you seen this_____?
¿Ha visto este/esta _____?

I found this _____ in your mouth.
Encontré este/esta _____ en su boca.

You will need to have the _____ removed.
Usted necesitará tener este/esta _____ removido(a).

An oral surgeon can do this for you.
Un(a) cirujano(a) oral puede hacer esto por usted.

Box 9-2 Common intraoral findings	Cuadro 9-2 Hallazgos intraorales comunes
• Bleeding (hemorrhage)	• Sangrado (hemorragia)
• Blister (vesicle)	• Ampolla (vesícula)
• Bruise (hematoma)	• Magulladura (hematoma)
• Burning	• Quemadura
• Change in color	• Cambio en color
• Enlargement	• Agrandamiento
• Growth	• Crecimiento
• Healing	• Curación
• Infection	• Infección
• Itching	• Picazón
• Lesion	• Lesión
• Numbness (paresthesia)	• Adormecimiento (parestesia)
• Patch (macule/papule/nodule)	• Parche (mácula/pápula/nódulo)
• Soreness	• Dolor
• Tingling	• Hormigueo
• Tumor (cancer)	• Tumor (cáncer)
• Ulcer	• Úlcera

We can refer you to an oral surgeon.
Podemos referirle a un(a) cirujano(a) oral.

STUDY MODEL IMPRESSIONS
IMPRESIONES DEL MODELO DE ESTUDIO

We are going to take an impression of your (teeth/mouth).
Vamos a hacer una impresión de (sus dientes/su boca).

A dental impression makes a negative copy of your (teeth/mouth) using a (soft/pudding-like) material.
Una impresión dental hace una copia negativa de (sus dientes/su boca) usando un material blando.

Dental plaster is poured into the impression to produce a copy of your teeth.
Yeso dental es vertido dentro de la impresión para producir una copia de sus dientes.

The material is soft now but will harden.
El material está blando ahora pero se endurecerá.

**We will then be able to remove it without damaging
your mouth.**
Entonces podremos removerlo sin hacerle daño a su
boca.

Let's try this tray for size.
Probemos esta bandeja para el tamaño.

I need to dry your mouth before the impression.
Necesito secar su boca antes de tomar la impresión.

**I need to place some of the impression material on
your teeth.**
Necesito colocar un poco del material de impresión en sus
dientes.

Relax!
¡Relájese!

Breathe through your nose.
Respire por su nariz.

Are you comfortable with the impression?
¿Está cómodo(a) con la impresión?

**Let me know if you are not comfortable with the
impression.**
Déjeme saber si está incómodo(a) con la impresión.

Do you gag?
¿A usted le da náusea?

**We will use (nitrous oxide/topical spray) to help you
with your gagging.**
Usaremos (óxido nitroso/rocío tópico) para ayudarle con la
náusea.

We need to take the impression again.
Necesitamos tomar la impresión nuevamente.

Let's look at the plaster model made from the impression of your (mouth/teeth).

Veamos el modelo de yeso hecho de la impresión de (su boca/sus dientes).

PHOTOGRAPHIC EXAMINATION
EXAMEN FOTOGRÁFICO

We are going to take a picture of your _____. (See Box 9-3)

Vamos a tomarle una foto de su(s) _____. (Vea el Cuadro 9-3)

This camera takes a (picture/video) inside your mouth.

Esta cámara toma (una foto/un video) dentro de su boca.

Your (picture/video) will be stored in our computer.

Su (foto/video) estará guardada(o) en nuestra computadora.

Box 9-3 Common photos taken in the dental office	Cuadro 9-3 Fotos comunes tomadas en la oficina del dentista
• Face	• Cara
• Head	• Cabeza
• Lesion	• Lesión
• Lips	• Labios
• Mouth	• Boca
• Profile	• Perfil
• Smile	• Sonrisa
• Tooth (teeth)	• Diente (dientes)

Chapter 10
Positioning the Patient

Capítulo 10
Acomodar al Paciente

_____, **(Name) please sit in the chair.**
_____, (Nombre) por favor siéntese en la silla.

May I take your _____? *(See Box 10-1)*
¿Puedo tomar su(s) _____? *(Vea el Cuadro 10-1)*

I will put your _____ here where (it/they) will be safe.
(See Box 10-1)
Yo le pondré su(s) _____ aquí donde estará(n)
seguro(s)/segura(s). *(Vea el Cuadro 10-1)*

I am going to (lower/raise) the chair.
Voy a (subir/bajar) la silla.

I am going to tilt the chair back so you will feel like you
are lying down.
Voy a reclinar la silla así que sentirá que se está acostando.

In this position it will be easier for us to examine your
mouth.
En esta posición será más fácil para nosotros examinar su
boca.

I am going to tilt you forward now.
Voy a inclinarle hacia adelante ahora.

You may get up now.
Se puede levantar ahora.

Do you feel dizzy?
¿Se siente mareado(a)?

Box 10-1 Patient items that may need to be moved during treatment	Cuadro 10-1 Artículos de pacientes que posiblemente necesiten ser movidos durante el tratamiento
• Glasses • Purse • Cane • Walker • Crutches	• Lentes • Bolso • Bastón • Andador • Muletas

Are you comfortable?
¿Está cómodo(a)?

Turn your head toward me so I can see the tooth better.
Vire su cabeza hacia mí para que pueda ver el diente mejor.

Turn your head toward the doctor.
Vire su cabeza hacia el/la doctor(a).

(Rest/tilt/lift) your head.
(Descanse/Incline/Levante) su cabeza.

Open your mouth. Open wider.
Abra su boca. Abra más grande.

Close your mouth.
Cierre su boca.

Tilt your chin down.
Incline su cabeza hacia abajo.

Rinse your mouth. Swish the water around in your mouth.
Enjuague su boca. Agite el agua en su boca.

Hold very still.
Manténgase quieto(a).

Hold still and don't move.
Manténgase quieto y no se mueva.

You need to rinse out your mouth.
Necesita enjuagar su boca.

Here is some water in a cup.
Aquí tiene un poco de agua en una taza.

Swish the water around in your mouth and then place this (little tip/saliva ejector) in your mouth, and the water will be sucked out.
Agite su boca con agua y luego coloque este/a (punta pequeña/removedor de saliva) en su boca y el agua será succionada.

The first thing that we will do is clean the area with this gauze.
Lo primero que vamos a hacer es limpiar el área con esta gaza.

I am going to use this suction tip in your mouth to remove the (water/saliva).
Voy a usar esta punta de succión en su boca para remover (el agua/la saliva).

If you can turn toward me, I can remove the water more easily.
Si usted se puede virar hacia mí, puedo remover el agua más fácil.

Chapter 11
Radiographic Examination

Capítulo 11
Examen Radiográfico

Many diseases of the teeth can't be seen when your dentist (looks at/examines) your mouth.
Muchas enfermedades de los dientes no pueden verse cuando su dentista (observa/examina) su boca.

Radiographs can detect damage not visible during a regular exam.
Las radiografías pueden detectar el daño no visible durante un examen regular.

Radiographs also help us record your dental health.
Las radiografías también pueden ayudarnos a registrar su salud dental.

When did you last have radiographs taken?
¿Cuándo fue la última vez que le tomaron radiografías?

What types of radiographs were taken? What part was included?
¿Qué tipos de radiografías fueron tomadas? ¿Qué parte fue incluida?

Can you have your radiographs sent to us?
¿Puede hacer que nos envíen sus radiografías?

We will need your permission to have radiographs (sent/taken).
Necesitaremos su permiso para que las radiografías sean (enviadas/tomadas).

We need to take a complete series of radiographs (about ___ films).
Necesitamos tomar una serie completa de radiografías (alrededor de ____ películas).

A complete series of radiographs shows the teeth and jawbone.
Una serie completa de radiografías muestra los dientes y el hueso de la mandíbula.

We need to take bitewings (about ___ films).
Necesitamos tomar radiografías interproximales (alrededor de ____ películas).

Bitewings can show tooth decay between the teeth.
Las radiografías interproximales pueden mostrar la descomposición dental entre los dientes.

We need to take radiographs of the root of the tooth.
Necesitamos tomar radiografías de la raíz del diente.

We need to take a (pan/panoramic) radiograph.
Necesitamos tomar una radiografía panorámica.

The panoramic radiograph shows (jawbones/third molars/wisdom teeth).
La radiografía panorámica muestra (los huesos de la mandíbula/los terceros molares/las muelas cordales).

The panoramic radiograph does not provide a detailed view of your teeth and jaws.
La radiografía panorámica no proporciona una vista detallada de sus dientes y su mandíbula.

The dentist can't treat you properly if you refuse to take the radiograph.
El/La dentista no puede tratarle apropiadamente si usted se niega a tomarse las radiografías.

After the appropriate radiographs I can develop a treatment plan.
Después de las radiografías apropiadas, yo podré desarrollar un plan de tratamiento.

RADIOGRAPHIC PROCEDURES
PROCEDIMIENTOS RADIOGRÁFICOS

Please remove your _____. *(See Box 11-1)*
Por favor remueva su(s) _____. *(Vea el Cuadro 11-1)*

I will place the lead apron on you as a protection.
Le colocaré el delantal de plomo como protección.

No one except the patient can be in the room during the x-ray examination.
Nadie excepto el paciente puede estar en el cuarto durante los exámenes radiográficos.

For my protection, I will be leaving the room during the x-ray examination.
Para mi protección, me iré del cuarto durante los exámenes radiográficos.

Box 11-1 Common items that patients must remove during radiographic procedures	**Cuadro 11-1 Artículos comunes que los pacientes deben quitarse durante los procedimientos radiográficos**
• Appliance	• Aparato
• Cap/hat	• Gorro/gorra
• Denture	• Dentadura
• Earring	• Arete/pendiente
• Glasses	• Gafas
• Lipstick	• Lápiz de labios
• Necklace	• Collar
• Retainer	• Retenedor

Do you gag?
¿A usted le da náusea?

We will use (nitrous oxide/topical spray) to help keep you from gagging.
Usaremos (óxido nitroso/rocío tópico) para prevenirle las náuseas.

I need to place the x-ray film here.
Necesito colocar la película de radiografía aquí.

It may be uncomfortable, but it will be only for a short time.
Puede ser incómodo, pero será sólo por poco tiempo.

Bite down slowly on this film (guide/holder/packet) and hold your bite.
Muerda lentamente (esta guía/esta agarradera/este paquete) de película y aguante su mordida.

Put your chin here and hold it.
Coloque su barbilla aquí y aguántela.

(Lower/Raise) your chin.
(Suba/Baje) su barbilla.

Hold still for the radiographs.
Manténgase quieto(a) para las radiografías.

Movement can make the radiographs useless.
Los movimientos podrían hacer inútiles las radiografías.

Breathe through your nose while we take the radiograph.
Respire a través de su nariz mientras tomamos las radiografías.

The machine will rotate around you while it takes the radiographs.
La máquina rotará alrededor de usted mientras toma las radiografías.

The machine will rotate for ___ seconds.
La máquina rotará por _____ segundos.

Place your tongue on the roof of your mouth while the machine rotates around you.
Coloque su lengua en el cielo de su boca mientras la máquina rota alrededor de usted.

The machine will not touch you while taking radiographs.
La máquina no le tocará mientras está tomando las radiografías.

You will not feel the x-ray as I take the radiograph.
Usted no sentirá los rayos-X mientras tomo la radiografía.

Are you comfortable with the film packet?
¿Está cómodo(a) con el paquete de película?

Let me know if you are not comfortable while I am taking the radiograph.
Déjeme saber si no está cómodo(a) mientras tomo la radiografía.

I will be gentle when taking the radiograph.
Seré cuidadoso(a) mientras tomo la radiografía.

We had a (developing/positioning) error and need to retake the radiograph.
Tuvimos un error de (revelado/posición) y necesitamos volver a tomar la radiografía.

We will be taking periodic radiographs of you every _____ (years/months).
Estaremos tomándole radiografías periódicamente cada _____ (años/meses).

Due to your high risk for (caries/periodontal disease), we will need to take radiographs more often.
Debido a su alto riesgo para (caries/enfermedad periodontal), necesitaremos tomarle radiografías más a menudo.

We will mount your radiograph.
Montaremos su radiografía.

We use digital radiographs, which are the latest technology.
Usaremos radiografías digitales, las cuales son la última tecnología.

You will receive less x-radiation with digital radiographs.
Recibirá menos radiación con la radiografía digital.

Our computer will store your digital radiographs.
Nuestra computadora almacenará sus radiografías digitales.

Let's look at your radiographs.
Veamos sus radiografías.

When taking radiographs, we take every precaution for your safety.
Cuando tomamos radiografías, tomamos todas las precauciones para su seguridad.

We use film of the highest speed and most appropriate size in order to reduce the number of radiographs needed.
Usaremos la película de más alta velocidad y del tamaño más apropiado que usted pueda tolerar para reducir el número de radiografías necesarias.

We follow the manufacturer's recommendations for taking and processing the radiographs.
Nosotros seguimos las recomendaciones del manufacturero para tomar y procesar las radiografías.

DISCUSSION OF RADIOGRAPHIC FINDINGS
DISCUSIÓN DE LOS RESULTADOS RADIOGRÁFICOS

See Box 11-2.
Vea el Caudro 11-2.

A radiograph may show _____.
Una radiografía puede mostrar _____.

Look at this/these _____ on the radiograph.
Observe este/esta/estos _____ en la radiografía.

Box 11-2 Common radiographic findings	Cuadro 11-2 Hallazgos radiográficos comunes
• Abscess	• Absceso
• Horizontal bone loss	• Pérdida de hueso horizontal
• Vertical bone loss	• Pérdida de hueso
• Bone density	• Densidad de hueso
• Cyst	• Quiste
• Dark area (radiolucency) (radiolucent)	• Área oscura (radiotransparencia) (radiotransparente)
• Developmental problem	• Problemas de desarrollo
• Extra teeth (supernumerary)	• Dientes adicionales
• Filling (restoration)	• Empastadura (restauración)
• Gum disease (periodontal disease)	• Enfermedad de las encías (enfermedad periodontal)
• Infection in the bone	• Infección del hueso
• Implant	• Implante
• Impacted tooth	• Diente impactado
• Tooth decay around filling (caries around filling)	• Descomposición dental alrededor de las empastaduras (caries alrededor de las empastaduras)
• Tooth decay between the teeth (caries between the teeth)	• Descomposición dental entre los dientes (caries entre los dientes)
• Tumor (cancer)	• Tumor (cáncer)
• Unerupted tooth	• Diente retenido
• Widening of the periodontal ligament	• Ensanchamiento del ligamento periodontal
• White area (radiopacity) (radiopaque)	• Área blanca (radioopacidad) (radioopaco)
• Wisdom teeth (third molars)	• Muelas cordales (terceros molares)

Chapter 12
Dental Examination

Capítulo 12
Examen Dental

Are you happy with your smile?
¿Está usted contento(a) con su sonrisa?

Do your teeth work well for you?
¿Funcionan bien sus dientes?

Do you have any problems with your speech?
¿Tiene algún problema con su habla?

Are you happy with the (color/shape) of your teeth?
¿Está usted contento(a) con (el color/la forma) de sus
  dientes?

**Is there anything you would like to change about your
teeth?**
¿Hay algo que le gustaría cambiar de sus dientes?

Are you happy with your dental work?
¿Está usted contento(a) con su trabajo dental?

Today I will do a complete oral exam.
Hoy le haré un examen oral completo.

We examine your teeth on your first visit.
Examinaremos sus dientes en su primera visita.

We will reexamine your teeth each time.
Reexaminaremos sus dientes cada vez.

Are you comfortable while I examine your teeth?
¿Está usted cómodo(a) mientras le examino sus dientes?

Let me know if you are uncomfortable while I examine your teeth.
Déjeme saber si está incómodo(a) mientras le examino sus dientes.

I will be using a (dental instrument/camera) to examine your teeth.
Estaré usando (un instrumento dental/una cámara) para examinar sus dientes.

I will be gentle when examining your teeth.
Seré cuidadoso(a) cuando examino sus dientes.

We will chart your fillings, (cavities/caries), tooth position, and bite.
Registraremos sus empastaduras, (caries), posiciones de dientes y su mordida.

I will examine your fillings to see if there is any decay around them.
Examinaré sus empastaduras para ver si hay alguna descomposición alrededor de ellas.

I will examine your bite.
Examinaré su mordida.

I will use this colored tape to check your bite.
Usaré esta cinta de color para inspeccionar su mordida.

We will check the radiographs also.
Inspeccionaremos las radiografías también.

Has any treatment been suggested for that tooth?
¿Se le ha sugerido algún tratamiento para ese diente?

Has this tooth had (an abscess/a gum boil)?
¿Este diente ha tenido un (absceso/flemón)?

Have you had a root canal on this tooth?
¿Ha tenido un canal radicular en este diente?

(When/Why) did you have that tooth extracted?
¿(Cuándo/Por qué) se extrajo ese diente?

Your dental chart will be stored in our computer.
Su expediente dental estará guardado en nuestra
   computadora.

Here's a (mirror/camera). Let's look at your teeth.
Aquí tiene (un espejo/una cámara). Veamos sus dientes.

**I want to check the position of your tongue when you
swallow.**
Quiero inspeccionar la posición de su lengua cuando traga.

**I will need to hold your lips apart to check your
swallowing.**
Necesitaré aguantar sus labios para inspeccionar su tragar.

Put your teeth together.
Coloque sus dientes juntos.

Swallow.
Trague.

DISCUSSION OF TOOTH-RELATED FINDINGS
DISCUSIÓN DE LOS RESULTADOS
RELACIONADOS AL DIENTE

See Box 12-1.
Vea el Cuadro 12-1.

This tooth is _____.
Este diente está _____.

How long have you had _____?
¿Por cuánto tiempo ha tenido _____?

This tooth needs to be _____.
Este diente necesita ser _____.

We found _____ (cavities/caries).
Encontramos _____ caries.

Box 12-1 Common dental examination findings	Cuadro 12-1 Hallazgos comunes del examen dental
• Straightened (braces)	• Enderezado (frenillos)
• Bridge	• Puente
• Broken	• Roto
• Cap (crown)	• Corona
• Decayed	• Descompuesto
• Pulled (extracted) (extraction)	• Sacado (extraído) (extracción)
• Filling (restored) (restoration)	• Empastadura (restaurado) (restauración)
• Implant	• Implante
• Lingual bar	• Barra lingual
• Root canal	• Canal radicular
• Sealant	• Sellador
• Sealed	• Sellado
• Space	• Espacio

We will need to consult a(n) _____ before we proceed with dental treatment. (See Box 13-1.)
Necesitaremos consultar con un(a) _____ antes de proceder con el tratamiento dental. (Vea el Cuadro 13-1.)

Due to your health, we will need to refer you to a(n) _____, who will be better able to treat you. (See Box 13-1.)
Debido a su salud, necesitaremos enviarle a un(a) _____, quien será más capacitado(a) para tratarle. (Vea el Cuadro 13-1.)

Have you ever been asked to visit a(n) _____? (See Box 13-1.)
¿Alguna vez se le ha pedido que visite a un(a) _____? (Vea el Cuadro 13-1.)

Have you ever visited a(n) _____? (See Box 13-1.)
¿Alguna vez ha visitado a un(a) _____? (Vea el Cuadro 13-1.)

Does your _____ know about this? (See Box 13-1.)
¿Su _____ sabe acerca de esto? (Vea el Cuadro 13-1.)

We will need to refer you to a(n) _____. (See Box 13-1.)
Necesitaremos enviarle a un(a) _____. (Vea el Cuadro 13-1.)

You need to sign this permission form so we can obtain information from the _____. (See Box 13-1.)
Usted necesita firmar este formulario de permiso para que podamos obtener información del/de la _____. (Vea el Cuadro 13-1.)

You need to see your medical doctor about your high blood pressure _____ (now/in _____ days/in _____ weeks).

Necesita ver a su doctor(a) acerca de su presión sanguínea alta _____ (ahora/en _____ días/en _____ semanas).

Box 13-1 Types of specialists	Cuadro 13-1 Tipos de especialistas
• Brace specialist (orthodontist)	• Especialista de frenillos (ortodoncista)
• Dental specialist	• Especialista dental
• Dentist of record	• Dentista de historial
• Denture specialist (prosthodontist)	• Especialista en dentaduras (prostodontista)
• Dermatologist	• Dermatólogo(a)
• Gum specialist (periodontist)	• Especialista en encías (periodontista)
• Medical doctor	• Doctor(a)/médico(a)
• Oral surgeon	• Cirujano(a) oral
• Root canal specialist (endodontist)	• Especialista en canal radicular (endodontista)

We will evaluate your oral health needs and present you with a treatment plan. Our treatment plans can be divided into four distinct phases: systemic, disease control, definitive, and maintenance.

Evaluaremos las necesidades de su salud oral y le presentaremos un plan de tratamiento. Nuestros planes de tratamiento pueden ser divididos en cuatro fases distintas: sistemática, control de enfermedad, definitiva y mantenimiento.

NOTE: Questions and statements in this chapter may pertain to more than one phase of treatment planning.

Preguntas y declaraciones en este capítulo pueden ser apropiadas para más de una fase de la planificación de tratamiento.

SYSTEMIC TREATMENT PHASE
FASE SISTEMÁTICA DEL TRATAMIENTO

The systemic phase of treatment planning takes a holistic approach to your oral care.

La fase sistemática toma un acercamiento holístico para su cuidado oral.

The systemic phase takes into account your systemic health and the ways in which your oral conditions may be affecting it.
La fase sistemática toma en cuenta su salud sistemática y las maneras en la cuales sus condiciones orales pueden estar afectándola.

The systemic phase takes into account your oral health and the ways in which your systemic health may be affecting it.
La fase sistemática toma en cuenta su salud oral y las maneras en la cuales su salud sistemática puede estar afectándola.

We have evidence that the inflammatory process infecting your gums may be at play in other systemic diseases of a similar nature, such as stroke, heart disease, and diabetes.
Tenemos evidencia que el proceso de inflamación infectando sus encías puede jugar en otras enfermedades sistemáticas de la misma naturaleza, como una apoplejía, enfermedad cardíaca y diabetes.

How are you?
¿Cómo está usted?

How do you feel today?
¿Cómo se siente hoy?

Do you see a doctor regularly? How is your health?
¿Usted ve a su doctor(a) regularmente? ¿Cómo está su salud?

Do you take any medication?
¿Usted toma algún medicamento?

Did you take any medication today?
¿Usted tomó algún medicamento hoy?

What medication do you take?
¿Qué medicamento usted toma?

Do you have any bottles of the medication with you?
¿Usted tiene alguna botella de medicamento con usted?

Do you have high blood pressure?
¿Usted tiene la presión sanguínea alta?

Do you have any heart problems?
¿Usted tiene alguna enfermedad del corazón?

Do you take antidepressants?
¿Usted toma antidepresivos?

Do you take blood thinners?
¿Usted toma diluentes sanguíneos?

Are you allergic to any medication?
¿Es usted alérgico(a) a algún medicamento?

Do you have diabetes?
¿Usted tiene diabetes?

Do you have a heart condition?
¿Usted tiene una condición cardíaca?

Have you ever had a stroke?
¿Ha tenido alguna vez una apoplejía?

Have you ever had a problem with Novocain or any dental local anesthetic?
¿Ha tenido alguna vez un problema con la novocaína o con algún anestésico local dental?

Has a doctor ever told you that you need to take an antibiotic before seeing a dentist?
¿Algún(a) doctor(a) le ha dicho alguna vez que necesita tomar un antibiótico antes de ver al/a la dentista?

What is your doctor's name and phone number?
¿Cuál es el nombre de su doctor(a) y su número de teléfono?

Do you have a bleeding problem?
¿Usted tiene un problema de sangrado?

Is there anything else related to your health that you would like to tell us?
¿Hay algo más relacionado a su salud que usted desea decirnos?

Have you been in the hospital lately?
¿Ha estado en el hospital recientemente?

When did you go in? When did you get out?
¿Cuándo entró? ¿Cuándo salió?

What did you go in for?
¿Para qué entró?

Medications you take can have an effect on your mouth.
Los medicamentos que usted toma pueden tener un efecto en su boca.

(Physical/Systemic) problems that you have can affect your mouth.
Los problemas (físicos/sistemáticos) que usted tiene pueden afectar su boca.

DISEASE CONTROL PHASE
FASE DE CONTROL DE LA ENFERMEDAD

In the disease control phase, we will focus on getting your (caries/periodontal disease) under control. We will also treat any other oral infections. At the end of the disease control phase, we will evaluate the treatment options for long-term solutions to your dental concerns. This phase typically involves simple fillings, initial periodontal therapy (cleaning), oral surgery (extractions), or endodontics (root canal therapy).
En la fase del control de la enfermedad, nos enfocaremos en llevar a (sus caries/su enfermedad periodontal) bajo control. También trataremos alguna otra infección oral. Al final de la fase del control de la enfermedad, evaluaremos las opciones de tratamiento para soluciones a largo plazo a sus preocupaciones dentales. Esta fase típicamente incluye empastaduras simples, terapia periodontal inicial (limpieza), cirugía oral (extracciones) o endodoncia (terapia del canal radicular).

You have _____ cavities.
Usted tiene _____ caries.

You have _____ teeth that need treatment.
Usted tiene _____ dientes que necesitan tratamiento.

You have _____ teeth that cannot be saved.
Usted tiene _____ dientes que no pueden ser
  salvados.

You have _____ teeth with periodontal disease.
Usted tiene _____ dientes que tienen enfermedades
  periodontales

**I suggest that we first take care of your gum problems
and then do the fillings you need.**
Le sugiero que primero nos encarguemos de sus problemas
  de las encías, y después hagamos las empastaduras que
  necesita.

DEFINITIVE TREATMENT PHASE
FASE DE TRATAMIENTO DEFINITIVO

**The definitive phase of treatment includes all of the
long-term solutions designed to provide maximal
esthetics, phonetics, and function. We will let you
know the type of dental restoration and (additional)
periodontal (gum) therapy that you will need in order
to achieve a healthy mouth. The treatment may
involve orthodontia (braces) or elective oral surgery.
It typically includes many forms of fixed or removable
dental reconstruction. We will spell it out exactly for
you.**
La fase de tratamiento definitivo incluye todas las soluciones a
largo plazo diseñadas para proveer máxima estética, fonética y
función. Le dejaremos saber que tipo de terapias dentales de
restauración periodontal (adicional) (de encía) usted necesitará
para tener una boca saludable. El tratamiento puede que
envuelva ortodoncia (frenillos) o cirugía dental electiva.
Típicamente incluye muchas formas de reconstrucción
dental fija o removible. Lo explicaremos exactamente para
usted.

I would like to refer you to a (periodontist/endodontist/oral surgeon).
Me gustaría enviarle a un(a)
(periodontista/endodontista/cirujano(a) oral).

Are you interested in saving your teeth?
¿Está usted interesado(a) en salvar sus dientes?

Your dental condition is (fair/good/excellent/poor).
Su condición dental es (mediana/buena/excelente/pobre).

This would be a good option for you.
Esto sería una buena opción para usted.

If you don't do this, you will probably have problems with this tooth (these teeth) in the future.
Si usted no hace esto, usted tendrá probablemente problemas con este diente (estos dientes) en el futuro.

Orthodontics need to be completed before the missing teeth are replaced.
La ortodoncia necesita ser terminada antes de que se substituyan los dientes que faltan.

It is more efficient when all restorations in a quadrant are completed in one visit.
Es más eficiente cuando todas las restauraciones en un cuadrante se terminan en una visita.

There is no such thing as a permanent filling.
No hay tal cosa como una empastadura permanente.

The life of a filling depends on many factors out of the dentist's control.
La vida de una empastadura depende de muchos factores fuera del control del/de la dentista.

Orthodontics cannot be started until all the decay has been removed.
La ortodoncia no puede ser comenzada hasta que se remueva toda la descomposición.

MAINTENANCE TREATMENT PHASE
FASE DE MANTENIMIENTO DEL TRATAMIENTO

At the conclusion of your dental treatment, we will let you know exactly what steps you need to take in order to maintain a healthy mouth. Preventing future problems is our goal.
En la conclusión de su tratamiento dental, le dejaremos saber exactamente que medidas usted necesita tomar para mantener una boca sana. La prevención de problemas futuros es nuestra meta.

All the dental treatment you needed is now completed.
Todo el tratamiento dental que usted necesita está terminado.

Do you have any questions?
¿Usted tiene alguna pregunta?

Remember to brush and floss all your teeth every day.
Recuerde cepillar y limpiar con hilo dental todos sus dientes cada día.

Don't forget to return to the office every _____ months to have an exam and prophylaxis (cleaning).
No olvide volver a la oficina cada _____ meses para que tenga un examen y la profilaxis (limpieza).

If you return regularly to the office for a checkup and a cleaning, we can help you prevent future dental problems. If dental problems start, they can be detected early and treated easily.
Si usted regresa regularmente a la oficina para un chequeo y una limpieza, podemos ayudarle a prevenir los problemas dentales futuros. Si los problemas dentales comienzan, éstos pueden ser detectados temprano y ser tratados fácilmente.

Prevention of decay and gum disease is important.
La prevención de la descomposición y de la enfermedad de las encías es importante.

It is less expensive to prevent problems than to fix problems.
Es menos costoso prevenir los problemas que arreglar los problemas.

Don't suck on hard candies or mints.
No chupe bombones o mentas.

Don't smoke.
No fume.

Clean your (teeth, bridges, partials, dentures) as you have been instructed.
Limpie sus (dientes, puentes, dentaduras parciales, dentaduras) como le han enseñado.

It has been a pleasure helping you obtain great dental health.
Ha sido un placer ayudarle a obtener una gran salud dental.

Smile big.
Sonría grande.

If you were pleased with our service, we would appreciate it if you would tell your friends and relatives about us.
Si usted estuviera satisfecho(a) con nuestro servicio, apreciaríamos si usted dijese a sus amigos y parientes sobre nosotros.

INFORMED CONSENT
CONSENTIMIENTO INFORMADO

We have examined your mouth and explained to you the dental problems that you have.
Hemos examinado su boca y hemos explicado los problemas dentales que usted tiene.

Do you understand what your dental problems are?
¿Usted entiende cuáles son sus problemas dentales?

Based on our clinical and radiographic findings, we have suggested several different treatment options to you.
De acuerdo con nuestros resultados clínicos y radiográficos hemos sugerido varias opciones de tratamiento para usted.

Do you have any questions about the treatment options?
¿Usted tiene preguntas sobre las opciones de tratamiento?

Do you understand all of the consequences of treatment as explained in the paper I gave you to read?
¿Usted entiende todas las consecuencias del tratamiento según lo explicado en el papel que le di para leer?

Please sign and date the treatment consent form.
Por favor, firme y escriba la fecha en el formulario de consentimiento del tratamiento.

The doctor and designated staff will be providing the treatment you need.
El/La doctor(a) y el personal designado proporcionarán el tratamiento que usted necesita.

If unforeseen circumstances necessitate any changes in the agreed-upon treatment plan, we will let you know immediately.
Si por circunstancias imprevistas hay algunos cambios en el plan de tratamiento requerido acordado , le dejaremos saber inmediatamente.

What would you like us to do?
¿Qué le gustaría que hiciéramos?

Do you understand the financial arrangements and your obligations for payment for treatment?
¿Usted entiende los arreglos financieros y sus obligaciones para el pago del tratamiento?

You will be given a copy of the treatment plan and a list of all associated fees.

Le darán una copia del plan de tratamiento y una lista de todos los honorarios asociados.

Once you agree to proceed, please sign the copy of the financial arrangements, and treatment can begin.

Una vez decida proceder, por favor firme la copia de los arreglos financieros, y el tratamiento puede comenzar.

If you have questions at any time about your treatment or finances, please let us know immediately.

Si tiene preguntas en cualquier momento sobre su tratamiento o finanzas, por favor déjenos saber inmediatamente.

Does the plan that we have proposed make sense to you?

¿El plan que hemos propuesto le hace sentido?

Are you comfortable with the plan that we have presented you?

¿Está usted cómodo(a) con el plan que le hemos presentado?

Chapter 15
Evaluation of the Teeth and Restorations

Capítulo 15
Evaluación de los Dientes y las Restauraciones

RESTORATIVE EXAMINATION
EXAMEN RESTAURATIVO

We will be examining your teeth for _____. *(See Box 15-1)*
Examinaremos sus dientes para _____. *(Vea el Cuadro 15–1)*

Do you know what (caries are/a cavity is)?
¿Usted sabe lo que (son las caries/es una cavidad)?

We have a new detection device that uses an extremely powerful light to check for (decay/caries/cavities).
Tenemos un nuevo aparato para detección el cual utiliza una luz extremadamente potente para averiguar si hay (descomposición/caries/cavidades).

We will use an instrument called an *explorer* to look for (decay/caries/cavities) on all tooth surfaces.
Utilizaremos un instrumento llamado un *explorador* para buscar (descomposición/caries/cavidades) en todas las superficies del diente.

This is an explorer.
Esto es un explorador.

Box 15-1 Types of dental conditions commonly found at a restorative treatment appointment	Cuadro 15-1 Tipos de condiciones dentales encontradas comúnmente en una cita de tratamiento restaurativo
• Decay/caries/cavities	• Descomposición/caries/cavidades
• Attrition	• Desgaste
• Abrasion	• Abrasión
• Position	• Posición
• Staining	• Manchas

When an explorer "sticks" in a crevice in your tooth, it means that we have found (decay/caries/a cavity) in your tooth.

Cuando el explorador se adhiere en la grieta de su diente, quiere decir que hemos encontrado en su diente una (descomposición/carie/cavidad).

Is this tooth sensitive to _____? *(See Box 15-2)*

¿Es este diente sensible al/a los _____? *(Vea el Cuadro 15-2)*

What type of pain are you having in this area? *(See Box 15-3)*

¿Qué tipo de dolor tiene en esta área? *(Vea el Cuadro 15-3)*

Box 15-2 Things that teeth can be sensitive to	Cuadro 15-2 Cosas a las cuales los dientes pueden ser sensibles
• Air	• Aire
• Biting	• Morder
• Cold	• Frío
• Drinking	• Beber
• Heat	• Calor
• Sweets	• Dulces

Box 15-3 Descriptions of pain	Cuadro 15-3 Descripciones del dolor
• Intense • Spontaneous • Continuous	• Intenso • Espontáneo • Continuo

Does it bother you when I do this?
¿Le incómoda cuando hago esto?

DISCUSSION OF FINDINGS
DISCUSIÓN DE LOS RESULTADOS

You have (caries/a cavity) in this tooth.
Usted tiene (caries/una cavidad) en este diente.

This spot on the radiograph shows the location of decay in your tooth.
Este punto en la radiografía muestra la localización de la descomposición en su diente.

RESTORATIVE TREATMENT PLANNING
PLANIFICACIÓN DEL TRATAMIENTO RESTAURATIVO

You need to have the decay removed and a filling put in place.
Usted necesita tener la descomposición removida y una empastadura necesita ser colocada.

We recommend _____ as the best filling material for this situation. *(See Box 15-4)*
Recomendamos el/la _____ como el mejor material de empastadura para esta situación. *(Vea el Cuadro 15-4)*

We will fill the tooth with _____. *(See Box 15-4)*
Llenaremos el diente con _____. *(Vea el Cuadro 15-4)*

Box 15-4 Types of fillings	Cuadro 15-4 Tipos de empastaduras
• Silver	• Plata
• White	• Blanca
• Amalgam	• Amalgama
• Metal	• Metal
• Composite	• Composición
• Tooth-colored	• Empastadura del color del diente
• Bonded	• Consolidada

We will need to (anesthetize/numb/put to sleep) the tooth.
Necesitaremos (anestesiar/adormecer/poner a dormir) el diente.

We will be using anesthetic to do this.
Utilizaremos anestésico para hacer esto.

We will then (anesthetize/numb/put to sleep) the tissue.
Necesitaremos (anestesiar/adormecer/poner a dormir) el tejido.

When we make the injection, it may feel like a little mosquito bite.
Cuando le ponemos la inyección, puede sentirse como una pequeña mordedura de mosquito.

PERIODONTAL EXAMINATION
EXAMEN PERIODONTAL

Periodontal disease is an infection of the (tissues/bone and gum) surrounding the tooth.
La enfermedad periodontal es una infección (de los tejidos/del hueso y de la encía) que rodean el diente.

Periodontal disease is caused by plaque.
La enfermedad periodontal es causada por la placa.

We will refer you to a periodontist for _____. (See Box 16-1)
Le referiremos a un(a) periodontista para _____. *(Vea el Cuadro 16-1)*

You have _____ (gum disease/gingivitis/periodontitis). (See Box 16-2)
Usted tiene _____ (enfermedad en las encías/gingivitis/periodontitis). *(Vea el Cuadro 16-2)*

If gingivitis is not treated, it can infect deeper tissues and damage the bone and structures that support the teeth.
Si la gingivitis no se trata, puede infectar tejidos más profundos y dañar el hueso y las estructuras que apoyan los dientes.

If periodontal disease is left untreated, it can result in the loss of your (tooth/teeth).
Si la enfermedad periodontal se deja sin tratar, puede dar lugar a la pérdida de (su diente/sus dientes).

Box 16-1 Reasons to refer a patient to a periodontist	Cuadro 16-1 Razones para referir a un(a) paciente a un(a) periodontista
• Periodontal surgery • A biopsy • An evaluation • A second opinion • An implant evaluation • Crown lengthening • Grafting • Correction of a bony defect	• Cirugía periodontal • Una biopsia • Una evaluación • Una segunda opinión • Una evaluación de una implantación • Alargar una corona • Aplicación de un injerto • Corrección de un defecto huesudo

Plaque on the tooth surface can cause your (gum/gingival) tissues to become red and swollen and to bleed.

La placa en la superficie del diente puede causar que sus tejidos (de las encías/ gingivales) se pongan rojos, se hinchen y sangren.

Plaque build-up causes the (gums/gingiva) to pull away from the teeth.

La acumulación de la placa causa que (las encías/la gingiva) se separe(n) del diente.

Box 16-2 Descriptions of periodontal disease	Cuadro 16-2 Descripciones de enfermedades periodontales
• Mild • Moderate • Extensive • Severe • Localized • Generalized	• Poco severa • Moderada • Extensa • Severa • Localizada • Generalizada

Plaque has caused your (gum/gingival) tissues to recede.
La placa ha causado el retiro de sus tejidos (de las encías/ gingivales).

I am going to check your teeth for periodontal disease.
Voy a inspeccionar sus dientes para enfermedad periodontal.

I will use a periodontal probe to measure the area around each tooth.
Utilizaré una sonda periodontal para medir el área alrededor de cada diente.

This probe will help determine whether there is any breakdown in the connective tissue between your tooth and (gum/gingiva). If there is, it is called a *pocket*.
Esta sonda ayudará a determinar si hay algún deterioro en el tejido conectivo entre su diente y la (encía/gingiva). Si lo hay, a esto se le llama un *bolsillo*.

A pocket is a sign that the tissue is not healthy.
Un bolsillo es un indicio que el tejido no está sano.

The (normal space/sulcus) or measurement in healthy areas is three millimeters or less.
El (espacio normal/surco) o medida en las áreas sanas es de tres milímetros o menos.

Any measurement greater than three millimeters indicates an area that will need treatment.
Cualquier medida mayor de tres milímetros indica un área que necesitará tratamiento.

We will be recording these measurements in your chart.
Registraremos estas medidas en su hoja clínica.

We will routinely check these readings for signs of periodontal disease.
Inspeccionaremos rutinariamente estas lecturas para indicios de enfermedad periodontal.

We will routinely check these readings (to be sure that your periodontal disease has not progressed/to monitor the health of your [gums/gingiva]).

Inspeccionaremos estas lecturas rutinariamente (para asegurar que su enfermedad periodontal no ha progresado/para observar la salud de [sus encías/su gingiva]).

I will be checking your (gums/gingiva) for _____. (See Box 16-3)

Inspeccionaré (sus encías/su gingiva) para _____. *(Vea el Cuadro 16-3)*

(Gum/Gingival) tissues should not bleed when touched.

Los tejidos (de las encías/gingivales) no deben sangrar cuando se tocan.

Box 16-3 Common periodontal findings	Cuadro 16-3 Resultados periodontales comunes
• Attrition	• Desgaste
• Bleeding	• Sangrado
• Cleft	• Hendidura
• Deposits	• Depósitos
• Exposed roots	• Raíces expuestas
• Gingivitis	• Gingivitis
• Gum boil (abscess)	• Flemón (absceso)
• Gum defect	• Defectos de las encías
• Horizontal bone loss	• Pérdida de hueso horizontal
• Infection	• Infección
• Inflammation	• Inflamación
• Periodontal disease	• Enfermedad periodontal
• Plaque	• Placa
• Pockets	• Bolsillos
• Pus (suppuration)	• Pus (supuración)
• Recession	• Retiro
• Staining	• Mancha
• Tartar (calculus)	• Sarro (cálculo)
• Vertical bone loss	• Pérdida de hueso vertical

(Gums/Gingiva) should not bleed when brushed and flossed.
(Las encías/La gingiva) no debe(n) sangrar cuando se cepilla(n) y limpia(n) con hilo dental.

Do your gums bleed when you brush, floss, or eat?
¿Sus encías sangran cuando usted se cepilla, limpia con hilo dental o come?

This is a sign of disease.
Esto es un síntoma de la enfermedad.

Are you happy with the way your (gums/gingiva) look?
¿Usted está feliz con la manera en que se ve(n) (sus encías/su gingiva)?

Are you comfortable while I (examine/probe) your (gums/gingiva)?
¿Usted se siente cómodo(a) mientras le (examino/exploro) (sus encías/su gingiva)?

Let me know if you are uncomfortable while I (examine/probe) your (gums/gingiva).
Déjeme saber si está incómodo(a) mientras le (examino/exploro) (sus encías/su gingiva).

I will be gentle in examining your (gums/gingiva).
Seré cuidadoso(a) mientras le examino (sus encías/su gingiva).

Along with the exam, we will be taking radiographs in order to determine your (gum/gingival) health.
Junto con el examen, utilizaremos radiografías para determinar la salud (de sus encías/gingival).

I will be using a special probe to check around your implant.
Utilizaré una sonda especial para inspeccionar alrededor de su implantación.

Do your gums (bleed/have pus)? Here?
¿Sus encías (sangran/tienen pus)? ¿Aquí?

Do you have (tartar/calculus) build-up? Where?
¿Usted tiene acumulación de (sarro/cálculo)? ¿Dónde?

Do you have a bad taste in your mouth? Where?
¿Usted tiene un mal sabor en la boca? ¿Dónde?

I will be checking your teeth for movement.
Inspeccionaré sus dientes para ver si se mueven.

Do any of your teeth move when you use them?
¿Alguno de sus dientes se mueve cuando los utiliza?

Do you feel movement with your implant?
¿Usted siente el movimiento con su implantación?

Have you had (an abscess/a gum boil) here?
¿Usted ha tenido un (absceso/flemón) aquí?

Have you had (gum/gingival) surgery? (Where/When)?
¿Usted ha tenido cirugía en (las encías/la gingiva)?
 ¿(Dónde/Cuándo)?

**Have you ever had a (scaling/root planing)?
(Where/When)?**
¿Usted ha tenido alguna vez un (raspado/alisado radicular)?
 ¿(Dónde/Cuándo)?

**Your (gum/periodontal) charting will be stored in our
computer.**
Su hoja clínica (para sus encías/periodontal) se guardará en
 nuestra computadora.

**Here's a (mirror/camera); let's look at your
(gums/gingiva).**
Aquí está (un espejo/una cámara), veamos (sus encías/su gingiva).

DISCUSSION OF FINDINGS
DISCUSIÓN DE LOS RESULTADOS

**I found _____ when I examined your (gums/gingiva).
(See Box 16-3)**
Encontré _____ cuando examiné (sus encías/su gingiva). _(Vea el
 Cuadro 16-3)_

Did you know you had _____? (See Box 16-3)
¿Usted sabía que tenía _____? (Vea el Cuadro 16-3)

You have a pocket between the tooth and (gums/gingiva).
Usted tiene un bolsillo entre el diente y (las encías/la gingiva).

Your gum tissues bleed easily when I touch them with my instrument.
Los tejidos de sus encías sangran fácilmente cuando los toco con mi instrumento.

You have a bone defect caused by periodontal disease.
Usted tiene un defecto huesudo causado por la enfermedad periodontal.

You have _____ (tartar/calculus). (See Box 16-4)
Usted tiene _____ (sarro/cálculo). (Vea el Cuadro 16-4)

You have _____ staining. (See Box 16-4)
Usted tiene _____ mancha. (Vea el Cuadro 16-4)

You have _____ bone loss. (See Box 16-4)
Usted tiene _____ pérdida de hueso. (Vea el Cuadro 16-4)

Box 16-4 Common descriptions of (tartar/staining/bone loss)	Cuadro 16-4 Descripciones comunes (del sarro/de la mancha/de la pérdida de hueso)
• Slight	• Leve
• Moderate	• Moderado
• Heavy	• Mucho
• Localized	• Localizado
• Generalized	• Generalizado
• Horizontal	• Horizontal
• Vertical	• Vertical

You have ___ areas of bone loss. *(See Box 16-4)*
Usted tiene _____ áreas de pérdida de hueso. *(Vea el Cuadro 16-4)*

PERIODONTAL TREATMENT PLANNING
PLANIFICACIÓN DEL TRATAMIENTO PERIODONTAL

We have determined that you have periodontal disease, and we need to treat it now.
Hemos determinado que usted tiene enfermedad periodontal y necesitaremos tratarla ahora.

We will schedule you for a special procedure called *scaling and root planing*.
Necesitaremos fijar la hora para un procedimiento especial llamado *raspado y alisado radicular*.

We can use an anesthetic to make you comfortable during this procedure.
Podemos utilizar un anestésico para hacerle más cómodo(a) durante este procedimiento.

We will use (scalers/an ultrasonic scaler/special dental cleaning instruments) for scaling and root planing.
Utilizaremos (una cureta/una cureta ultrasónica/instrumentos de limpieza dental especiales) para raspado y alisado radicular.

After scaling and root planing, the (gum/gingival) tissue will heal and tightly fit itself to the tooth surface.
Después del raspado y alisado radicular, los tejidos (de las encías/gingivales) sanarán y se ajustarán estrechamente por sí mismos a la superficie del diente.

You will need to come in more frequently for your dental cleanings.
Usted necesitará venir con más frecuencia para sus limpiezas dentales.

We will monitor your healing (to/to try to) prevent further bone destruction.
Inspeccionaremos su curación (para/para intentar de) prevenir el deterioro adicional del hueso.

You need to have periodontal surgery.
Usted necesita cirugía periodontal.

You need to brush and floss (as we have shown you/every day/to prevent periodontal disease).
Usted necesita cepillarse y limpiarse con hilo dental (como le hemos demostrado/diariamente/para prevenir enfermedad periodontal).

ENDODONTIC EXAMINATION
EXAMEN DE ENDODONCIA

We will refer you to an endodontist for_____. (See Box 17-1)
Le referiremos a un(a) endodontista para_____. *(Vea el Cuadro 17-1)*

I will be checking the vitality of your tooth.
Inspeccionare la vitalidad de su diente.

I will be using a machine to check the vitality of your tooth.
Utilizaré una máquina para inspeccionar la vitalidad de su diente.

Are you in pain?
¿Usted tiene dolor?

How would you describe your pain? Rate your pain on a scale of 1 to 10, with 1 being the least painful.
¿Cómo usted describiría su dolor? Clasifique su dolor en la escala del 1 al 10, con el 1 para el nivel más bajo de dolor.

Do you have pain when you bite on this tooth?
¿Usted tiene dolor cuando muerde en este diente?

Do you have pain when I tap here? Here?
¿Usted tiene dolor cuando golpeo ligeramente aquí? ¿Aquí?

Do you have pain in the tooth with _____? (See Box 17-2)
¿Usted tiene dolor en el diente con _____? *(Vea el Cuadro 17-2)*

Box 17-1 Reasons to refer a patient to an endodontist	Cuadro 17-1 Razones para referir a un(a) paciente a un(a) endodontista
• Treatment • A root canal • An evaluation • A second opinion • Apicoectomy	• Tratamiento • Un canal radicular • Una evaluación • Una segunda opinión • Apicectomía

Do you have pain when I place ice here? Here?
¿Usted tiene dolor cuando coloco hielo aquí? ¿Aquí?

Do you have pain when I place heat here? Here?
¿Usted tiene dolor cuando pongo calor aquí? ¿Aquí?

Where does it hurt? Show me. Point to it.
¿Dónde le duele? Enséñeme. Señálelo.

Is that the only place it hurts?
¿Es ése el único lugar que le duele?

Where else does it hurt? Show me. Point to it.
¿Dónde más le duele? Enséñeme. Señálelo.

Box 17-2 Things that teeth can be sensitive to	Cuadro 17-2 Cosas a las que los dientes pueden ser sensibles
• Air • Biting • Cold • Drinking • Heat • Sweets • Sour things	• Aire • Morder • Frío • Beber • Calor • Dulces • Cosas amargas

Where does it hurt the most? Here?
¿Dónde le duele más? ¿Aquí?

I will need to take radiographs of your mouth.
Necesitaré tomar radiografías de su boca.

DISCUSSION OF FINDINGS
DISCUSIÓN DE LOS RESULTADOS

You have an abscess of this tooth.
Usted tiene un absceso de este diente.

You have an infection in this tooth.
Usted tiene una infección en este diente.

The decay has infected the pulp of this tooth.
La descomposición ha infectado la pulpa de este diente.

**The crack on this tooth has let bacteria infect the pulp
of the tooth.**
La grieta en este diente ha dejado que las bacterias infecten la
pulpa del diente.

ENDODONTIC TREATMENT PLANNING
PLANIFICACIÓN DEL TRATAMIENTO DE
ENDODONCIA

You need to have a root canal.
Usted necesita tener un canal radicular.

A root canal will treat the (infection/abscess).
Un canal radicular tratará (la infección/el absceso).

**Without treatment you may (lose/have to extract) this
tooth.**
Sin el tratamiento usted puede (perder/tener que extraer) este
diente.

This infection will not go away without treatment.
Esta infección no se irá sin tratamiento.

Chapter 18
Occlusal and Orthodontic Evaluation

Capítulo 18
Evaluación Oclusal y Ortodóntica

ORTHODONTIC EXAMINATION
EXAMEN ORTODÓNTICO

We will refer you to an orthodontist for _____. *(See Box 18-1)*
Le referiremos a un(a) ortodoncista para _____. *(Vea el Cuadro 18-1)*

Would you like to improve your (smile/bite)?
¿Le gustaría mejorar su (sonrisa/mordedura)?

Would you like to have better-looking teeth?
¿Le gustaría que sus dientes tengan una mejor apariencia?

Do you think your teeth are (crooked/well aligned)?
¿Usted piensa que sus dientes estén (torcidos/bien alineados)?

(Do you/Does your child) have any problems with the temporomandibular joint?
¿(Usted/Su niño(a)) tiene algún problema con la coyuntura temporomandibular?

I will need to take impressions for study models.
Necesitaré tomar impresiones para modelos de estudio.

The impression will need to stay in your mouth for ___ minutes until it is set.
La impresión necesitará permanecer en su boca por ___ minutos hasta que esté lista.

Box 18-1 Reasons to refer a patient to an orthodontist	Cuadro 18-1 Razones para referir a un(a) paciente a un(a) ortodoncista
• A second opinion • An evaluation • Braces • Treatment • Uprighting (a molar/molars)	• Una segunda opinión • Una evaluación • Frenillos • Tratamiento • Enderezar (un molar/molares)

I will need to take radiographs of your mouth and head.
Necesitaré tomar radiografías de su boca y cabeza.

DISCUSSION OF FINDINGS
DISCUSIÓN DE LOS RESULTADOS

(You/Your child) have/has _____. *(See Box 18-2)*
(Usted/Su niño(a)) tiene _____. *(Vea el Cuadro 18-2)*

Box 18-2 Common orthodontic problems	Cuadro 18-2 Problemas ortodónticos comunes
• Crossbite • Crowded teeth • Extra teeth • Missing teeth • Jaws that are out of alignment • Overbite • Overjet • Incorrect bite • Underbite • Tongue thrust • Spaces between the teeth	• Mordida cruzada • Dientes apiñados • Dientes adicionales • Dientes que faltan • Mandíbulas que están fuera de la alineación • Sobremordida • Sobremordida horizontal • Mordida incorrecta • Submordida • Empuje de la lengua • Espacios entre los dientes

ORTHODONTIC TREATMENT PLANNING
PLANIFICACIÓN DEL TRATAMIENTO
ORTODÓNTICO

(You/Your child) will need to have (braces/teeth straightened).
(Usted/Su niño(a)) necesitará tener (frenillos/los dientes enderezados).

Adults can wear braces too.
Los adultos pueden usar frenillos también.

(You/Your child) will need to wear the braces for _____ months.
(Usted/Su niño(a)) necesitará usar los frenillos por_____meses.

(You/Your child) will need to wear headgear for _____(weeks/months/hours per day).
(Usted/Su niño(a)) necesitará usar una prenda para la cabeza por _____(semanas/meses/horas al día).

(You need/Your child needs) to have a (space maintainer/palatal expander/retainer).
(Usted/Su niño(a)) necesita tener un (mantenedor de espacio/expansor palatino/retenedor).

(You need/Your child needs) to wear a mouthguard to protect (your/his/her) teeth while playing sports.
(Usted/Su niño(a)) necesita usar un protector bucal para proteger sus dientes mientras practica deportes.

While (you are/your child is) in orthodontic treatment, thorough plaque removal is critical.
Mientras (usted/su niño(a)) está bajo tratamiento ortodóntico, la extirpación cuidadosa de la placa es esencial.

Avoiding certain (sticky/hard) foods is important while wearing braces.
El evitar alimentos (pegajosos/duros) es importante mientras usa frenillos.

Part III
Parte III

Delivery Of Care And Post-Operative Care

Entrega Del Cuidado y Cuidado Postoperatorio

Chapter 19
Preventive Care

Capítulo 19
Cuidado Preventivo

GENERAL
GENERAL

We want to help (you/your family) keep (your/their) teeth and gums healthy.
Queremos ayudarle a (usted/su familia) a mantener sus dientes y encías saludables.

We want to help (you/your family) keep (your/their) smile(s).
Queremos ayudarle a (usted/su familia) a mantener su sonrisa.

Regular dental (checkups/examinations) and cleanings prevent dental disease.
(Las inspecciones/Los exámenes) dentales y limpiezas regulares previenen la enfermedad dental.

(Your dentist/We) can help prevent problems and catch any problems while they are easy to treat.
(Su dentista puede/Nosotros podemos) ayudarle a prevenir y a atrapar cualquier problema mientras está fácil de tratar.

Do you have any questions about your dental health?
¿Usted tiene alguna pregunta acerca de su salud dental?

Do you have any questions about how to take care of your teeth?
¿Usted tiene alguna pregunta acerca de cómo cuidar de sus dientes?

Let's talk about preventing dental disease.
Hablemos acerca de la prevención de enfermedades dentales.

There are two sets of teeth: (baby/primary) and (adult/permanent).
Hay dos grupos de dientes: los (de leche/primarios) y los (de adulto/permanentes).

The permanent teeth begin to erupt around the age of 6.
Los dientes permanentes comienzan a salir alrededor de los 6 años.

The first permanent teeth to erupt are the first molars.
Los primeros dientes permanentes en salir son los primeros molares.

The first permanent molars come in behind the baby teeth. No baby teeth are lost.
Los primeros molares permanentes salen detrás de los dientes de leche. Ningún diente de leche es perdido.

Except for the third molars, all the permanent teeth have erupted by about age 13.
Excepto por los terceros molares, todos los dientes permanentes han salido para la edad de 13 años.

The third molars are also called "wisdom teeth."
Los terceros molares también son llamados "muelas cordales."

Third molars erupt between ages 17 and 21.
Los terceros molares salen entre las edades de 17 y 21 años.

Sometimes third molars are not positioned in the jaw correctly.
A veces los terceros molares no están posicionados correctamente en la mandíbula.

Sometimes wisdom teeth have to be removed.
A veces las muelas cordales tienen que ser removidas.

Teeth are made of _____. *(See Box 19-1)*
Los dientes son hechos de _____. *(Vea el Cuadro 19-1)*

...ooth	Cuadro 19-1 Anatomía del diente
	• Anterior
• Ce...cum	• Cemento
• Canine (eye tooth) (cuspid)	• Canino (cúspide canina)
• Cusps (cusp tips)	• Cúspide
• Dentin	• Dentina
• Enamel	• Esmalte
• Incisor	• Incisivo
• Molar (wisdom tooth)	• Molar (muela cordal)
• Nerve	• Nervio
• Posterior	• Posterior
• Premolar (bicuspid)	• Premolar (bicúspide)
• Pulp	• Pulpa

The crown is the top part of the tooth, which you see.
La corona es la parte superior del diente, que usted ve.

The gumline is the border between tooth and gums.
El borde de la encía es el borde entre el diente y las encías.

Healthy gums are pinkish and do not bleed.
Las encías saludables son rosadas y no sangran.

The (space around the tooth/trough between the tooth and gum) is shallow (0 to 3 millimeter(s)).
(El espacio alrededor del diente/La depresión entre el diente y la encía) es poco profundo(a) (0 a 3 milímetro(s)).

The root is the part of the tooth located in the jawbone.
La raíz es la parte del diente localizada en el hueso de la mandíbula.

You can't see roots in a healthy mouth.
Usted no puede ver las raíces en una boca saludable.

Enamel is the outermost layer of the tooth crown.
El esmalte es la capa más externa de la corona del diente.

Enamel is the hardest tissue in the body.
El esmalte es el tejido más duro en el cuerpo.

Enamel can be damaged by acid from bacteria.
El esmalte puede ser dañado por ácido de bacterias.

Dentin is the layer under the enamel and on the root.
La dentina es la capa debajo del esmalte y sobre la raíz.

Dentin can be damaged if tooth decay goes through the enamel.
La dentina puede ser dañada si la descomposición atraviesa el esmalte.

Dentin damage can lead to pulp damage.
El daño a la dentina puede llevar a daño de la pulpa.

Cementum covers the tooth root.
El cemento cubre la raíz del diente.

Pulp is in the center of the tooth where the blood vessels and nerves are located.
La pulpa está en el centro del diente donde están localizados los vasos sanguíneos y los nervios.

If decay reaches the pulp, you will feel pain.
Si la descomposición alcanza la pulpa, usted sentirá dolor.

DENTAL HEALTH FOR CHILDREN
SALUD DENTAL PARA LOS NIÑOS

Habits started young are important for keeping good dental health throughout life.
Los hábitos comenzados en la juventud son importantes para mantener una buena salud dental a través de la vida.

(Baby/Primary) teeth begin to erupt by the age of 6 to 8 months.
Los dientes (de leche/primarios) comienzan a salir a la edad de 6 a 8 meses.

All the primary teeth have erupted by the age of 29 months.

Todos los dientes primarios han salido para la edad de 29 meses.

(Baby/Primary) teeth are important to the health of the (adult/permanent) teeth.

Los dientes (de leche/primarios) son importantes para mantener la salud de los dientes (de adulto/permanentes).

Early loss of (baby/primary) teeth can cause crowding of (adult/permanent) teeth.

La pérdida prematura de los dientes (de leche/primarios) puede causar apiñamiento de los dientes (de adulto/permanentes).

A child should first visit the dentist as an infant. We will let you know how to care for your baby's mouth and teeth. We will tell you what to expect as the child grows.

La primera visita al dentista de un(a) niño(a) debe ser cómo infante. Le dejaremos saber cómo cuidar la boca y dientes de su bebé. Le diremos qué esperar a medida que (el niño/la niña) crece.

Until a child is _____ years old, it is the parents' job to brush and floss the child's teeth.

Hasta que un(a) niño(a) tiene _____ años de edad, es el trabajo de los padres el cepillar y limpiar con hilo dental los dientes (del niño/de la niña).

Do not use threats as a way of getting your child to brush: e.g., "If you don't brush, you'll have to go to the dentist."

No use amenazas como una manera de hacer que su niño(a) se cepille (por ejemplo, Si no te cepillas, tendrás que ir al dentista).

We see children for their first dental experience when they are around _____ years of age. It depends on when the child is ready.

Nosotros vemos a los niños para su primera experiencia dental alrededor de _____ años de edad. Depende de cuando el niño esté listo.

On the child's first visit, the dentist will check for cavities and growth problems.
En la primera visita del niño/de la niña, el/la dentista le examinará para caries y problemas de crecimiento.

Speak positively about dentistry and dental experiences around your child.
Hable positivamente acerca de la odontología y las experiencias dentales alrededor de su niño(a)

(I/The dentist/The office) will help you keep your healthy smile! Smile!
¡(Yo/(El/La) dentista/La oficina) le ayudará a mantener su sonrisa saludable! ¡Sonría!

Teething
Dentición

When babies are teething, they can have sore gums.
Cuando los bebés están en dentición, pueden tener dolor de encías.

Keeping the gums and teeth free of plaque can reduce teething discomfort.
El mantener las encías y los dientes limpios de placa puede reducir el malestar de dentición.

The teething pain can be soothed by rubbing your baby's gums with a clean finger; a small, cool spoon; or wet cloth.
El dolor de dentición puede ser calmado frotando las encías de su bebé con un dedo limpio, una cuchara pequeña y fría o un paño mojado.

A clean teething ring for your baby to chew on may help.
Un anillo de dentición para que su bebé muerda puede ayudar.

PLAQUE
PLACA

Plaque is a sticky film of bacteria that forms daily on the teeth and gums.
La placa es una película pegajosa de bacteria que se forma diariamente en los dientes y las encías.

Plaque can be stained so that you can see it on the teeth.
La placa puede ser tintada para que usted pueda verla en los dientes.

Plaque needs to be removed from the teeth and gums daily.
La placa necesita ser removida de los dientes y las encías diariamente.

Plaque is removed by brushing and flossing.
La placa es removida cepillando y limpiando con hilo dental.

Plaque produces an acid that can cause (decay/cavity/caries). Certain types of plaque produce a toxin that can cause (gum disease/periodontal disease).
La placa produce un ácido que causa (descomposición/cavidad/caries). Ciertos tipos de placa producen una toxina que causa enfermedad (de las encías/periodontal).

You have (slight/moderate/heavy) plaque on your teeth.
Usted tiene placa (leve/moderada/gruesa) en sus dientes.

Your plaque is mostly located _____. *(See Box 19-2)*
Su placa está mayormente localizada _____. *(Vea el Cuadro 19-2)*

Children and Plaque
Los Niños y la Placa

Here are some tablets for your child to chew that will stain the plaque. Be sure that he/she spits them out after chewing them.
Aquí hay algunas tabletas para que su niño(a) mastique que van a tintar la placa. Asegúrese que él/ella la escupa después de masticarlas.

Plaque bugs form on your teeth every day.
Los microbios de la placa se forman en tus dientes todos los días.

Box 19-2 Locations of plaque	**Cuadro 19-2 Localizaciones de placa**
• On the tongue-side of the teeth • On the back teeth • On the inside lower front teeth • On the biting surfaces • At the gumline • Between teeth • Above the gumline (supragingival) • Below the gumline (subgingival)	• En los dientes al lado de la lengua • En los dientes de atrás • En el interior de los dientes de abajo delanteros • En las superficies de mordedura • En el borde de las encías • Entre los dientes • Encima del borde de la encía • Debajo del borde de la encía

Let's look at the plaque bugs I stained on your teeth!
¡Miremos a los microbios de la placa que manché en tus dientes!

CARIES
CARIES

The acids that plaque makes from foods decay the teeth, causing a cavity.
Los ácidos que la placa forma de los alimentos descomponen los dientes, causando una carie.

You will not feel early (caries/cavities/tooth decay).
Usted no sentirá (las caries/la descomposición dental) temprana.

Tooth decay can lead to tooth loss when the pulp becomes infected.
La descomposición dental puede llevar a la pérdida del diente cuando la pulpa es infectada.

Most tooth decay occurs between teeth.
La mayoría de la descomposición dental ocurre entre los dientes.

Pits and grooves make the chewing surfaces prone to decay.
Los hoyos y las ranuras hacen las superficies de mascar propensas a la descomposición..

Tooth decay can start around the margins of (poor/older) fillings.
La descomposición dental puede comenzar alrededor de los bordes de las empastaduras (pobres/viejas).

Tooth decay can occur where plaque is left at the gumline.
La descomposición dental puede ocurrir en el borde de la encía dónde queda placa.

Being softer, the roots are prone to decay.
Las raíces son propensas a la descomposición debido a que son menos duras.

Radiographs help show early decay between the teeth.
Las radiografías ayudan a mostrar la descomposición temprana entre los dientes.

Decay on the chewing surfaces does not show up on radiographs until it has become large.
La descomposición en las superficies de mascar no se ve en las radiografías hasta que llega a ser grande.

You are at (low/moderate/high) risk for (caries/cavities).
Usted está en un riesgo (bajo/moderado/alto) para las caries.

Our estimate of your risk for (caries/cavity) is based on your (dental work/diet/health/history/plaque).
Nuestro estimado de su riesgo para las caries es basado en su (trabajo dental/dieta/salud/historial pasado/placa).

The (dentist/office/clinic) has new technology to discover early tooth decay.
((El/La) dentista/La oficina/La clínica) tiene nueva tecnología para descubrir la descomposición dental temprana.

In order to save the tooth, this decay needs to be repaired.
Para salvar el diente, esta descomposición necesita ser reparada.

Children and Caries
Los Niños y las Caries

Decay in babies not on a cup is called (baby bottle tooth decay/early childhood caries).
La descomposición en los bebés que no están en vasos se llama (cariado de bebé por la botella/caries de infancia temprana).

Putting sugared drinks in a baby bottle causes tooth decay.
La descomposición ocurre cuando las bebidas azucaradas son puestas en la botella.

Sealants can protect from decay the chewing surfaces of permanent teeth.
Los selladores pueden proteger de la descomposición las superficies de mascar de los dientes permanentes.

Plaque bugs can cause holes in your teeth.
Los microbios de la placa pueden causar hoyos en tus dientes.

These holes in your teeth need to be repaired by the dentist.
Estos hoyos en tus dientes necesitan ser reparados por el/la dentista.

Let's put a cover on your teeth to protect them.
Coloquemos una cubierta sobre tus dientes para protegerlos.

Never put a child to bed with a bottle containing any liquid except water.
Nunca coloque a un(a) niño(a) en la cama con una botella que contenga cualquier líquido excepto agua.

PERIODONTAL DISEASE
ENFERMEDAD PERIODONTAL

Plaque produces a (poison/toxin) that causes severe inflammation of the (gums/gingiva).
La placa produce (un veneno/una toxina) que causa inflamación severa de las encías.

(Tartar/Calculus) is a hard deposit of calcium and phosphate. It creates areas above and beneath the (gums/gingiva) in which plaque can live.
El (sarro/cálculo) es un depósito duro de calcio y fosfato. Éste crea áreas sobre y debajo de (las encías/la gingiva) en donde puede vivir la placa.

Does (tartar/calculus) build up on your teeth?
¿Acumula (sarro/cálculos) en sus dientes?

You have (slight/moderate/heavy) (tartar/calculus).
Usted tiene (sarro/cálculo) (liviano/moderado/pesado).

Diseased (gums/gingivae) are red, sore, or bleed easily.
(Las encías/La gingiva) enferma(s) es/son roja(s), adolorida(s) o sangra(n) fácilmente.

Early (gum disease/periodontal disease) is called *gingivitis*.
La enfermedad (de las encías/periodontal) temprana se llama *gingivitis*.

(Gum disease/Periodontal disease) involving only the (gums/gingiva) is called gingivitis.
La enfermedad (de las encías/periodontal) que envuelve sólo (las encías/la gingiva) se llama gingivitis.

Gingivitis can be reversed.
La gingivitis puede ser curada.

You will not feel early (gum disease/periodontal disease).
Usted no sentirá la enfermedad (de las encías/periodontal) temprana.

After a while diseased (gums/gingivae) may pull away from the teeth, forming pockets that fill with more plaque.
Después de un tiempo, (las encías/la gingiva) enferma(s) puede(n) retirarse de los dientes, formando bolsillos que se llenan con más placa.

If the diseased (gums are/gingiva is) not treated, the bone around the teeth can be destroyed.
Si no se trata(n) (las encías/la gingiva) enferma(s), el hueso alrededor de los dientes puede deteriorarse.

When bone is destroyed by (gum disease/periodontal disease), the teeth may become loose and then lost.
Cuando el hueso se destruye por la enfermedad (de las encías/periodontal), los dientes pueden aflojarse y después perderse.

Bone can be lost between the teeth and roots due to (gum disease/periodontal disease).
Se puede perder el hueso entre los dientes y las raíces debido a la enfermedad (de las encías/periodontal).

Extensive (gum disease/periodontal disease) destroying bone around the teeth is called periodontitis.
La enfermedad (de las encías/periodontal) extensiva destruyendo el hueso alrededor de los dientes se llama periodontitis.

Treatment for (gum disease/periodontal disease) depends on the amount of bone lost.
El tratamiento para la enfermedad (de las encías/periodontal) depende de la cantidad de hueso que se haya perdido.

Periodontitis can be stopped, but any damage that has occurred before the disease is stopped can't be reversed.
La periodontitis puede ser parada, pero cualquier daño que ha ocurrido antes de que se pare la enfermedad no puede ser invertido.

You are at (low/moderate/high) risk for (gum disease/periodontal disease).
Usted está en un riesgo (bajo/moderado/alto) para la enfermedad (de las encías/periodontal).

Our estimate of your risk for (gum disease/periodontal disease) is based on your _____. (See Box 19-3)
Nuestro estimado de su riesgo para la enfermedad (de las encías/periodontal) es basado en su _____. (Vea el Cuadro 19-3)

Here's a (mirror/camera); let's look for signs of gum disease.
Aquí hay (un espejo/una cámara); vamos a buscar señas de la enfermedad de las encías.

Let's check your radiographs for bone loss.
Vamos a examinar sus radiografías para la pérdida de hueso.

The (dentist/office/clinic) has new technology to discover early (gum disease/periodontal disease).
((El/La) dentista/La oficina/La clínica) tiene una tecnología nueva para descubrir la enfermedad (de las encías/periodontal) temprana.

Box 19-3 Periodontal disease risk factors	**Cuadro 19-3 Factores de riesgo para la enfermedad periodontal**
• Dental health	• Salud dental
• Diabetes	• Diabetes
• Genetics	• Genética
• Health	• Salud
• Mouth	• Boca
• History	• Historial
• Plaque	• Placa
• Smoking	• Fumar
• Tartar/calculus	• Sarro/cálculo
• Tobacco use	• Uso de tabaco

ORAL SELF-CARE FOR ORTHODONTIC PATIENTS
CUIDADO ORAL DE SÍ MISMO PARA LOS PACIENTES ORTODÓNTICOS

This is the most important time in your life for putting extra effort into the care of your teeth.

Éste es el tiempo más importante en su vida para que ponga esfuerzo adicional en el cuidado de sus dientes.

At this point in your child's life, it is very important that he/she take care to remove all of the plaque in his/her mouth.

En este punto en la vida de su niño(a), es muy importante que él/ella tome cuidado para remover toda la placa en su boca.

This is a good time to look at your child's teeth every day. If the teeth don't look clean, send your child back to the bathroom to brush again—until they do look clean.

Éste es un buen tiempo para que usted examine los dientes de su niño(a) todos los días. Si los dientes no se ven limpios, envie a su niño(a) para el baño nuevamente para que se los cepille de nuevo—hasta que se vean limpios.

This is a time when a child has many interests—and personal hygiene is not always one of them.

Éste es un tiempo cuando un(a) niño(a) tiene muchos intereses—y la higiene personal no siempre es uno de ellos.

Without extra care, serious problems can occur. It is not an easy task to keep teeth clean when braces are in place.

Sin un cuidado adicional, pueden ocurrir problemas serios. No es fácil mantener limpios los dientes cuando hay frenillos.

The (brackets/appliances) attached to the teeth trap food that will harm (your/your child's) teeth. This trapped food will become plaque, which will dissolve, decay, and rot your teeth. Plaque is a cause of mouth odor.

Los (brackets/aparatos) atados a los dientes atrapan comida que lastimarán los dientes de (usted/su niño(a)). Esta comida atrapada se convertirá en placa, que disolverá, descompondrá y pudrirá sus dientes. La placa es la causa del mal aliento.

If you do not care for (your/your child's), teeth it can be expensive to fix them.

Si usted no cuida por los dientes de (usted/su niño(a)) puede ser muy caro arreglarlos.

The sugars in food are especially harmful at this time. Avoid sugary liquids, such as soda, and even juice and milk—unless you brush or rinse right after.

Los azúcares en la comida son especialmente dañinos en estos tiempos. Evite los líquidos con azúcar, tales como la soda y aún el jugo y la leche—a menos que usted se cepille o se enjuague inmediatamente después de tomarlos.

Avoid sticky candy and gum of all types.

Eviten los dulces pegajosos y el chicle (o goma de mascar) de todos tipos.

Avoid other hard or crunchy foods, such as popcorn, heavy chips, or nuts.

Evite otras comidas duras o crujientes, tales como rosetas de maíz, papitas (hojuelas de patatas fritas) o nueces.

Never go to bed without cleaning your teeth well. Bedtime is the most important time for removing all plaque.

Nunca se acueste sin limpiar bien sus dientes. La hora de acostarse es la hora más importante para remover toda la placa.

We would like you to use this special brush to reach all parts of the tooth. We would like you to use this brush like so.

Quisiéramos que usted use este cepillo especial para alcanzar todas las partes del diente. Quisiéramos que usted use el cepillo de está manera.

We would like you to try to floss around all of your teeth. We have a floss threader that you will use to get through the wires.

Quisiéramos que usted trate de usar el hilo dental alrededor de todos sus dientes. Tenemos un enhebrador de hilo dental que usted usará para pasar a través de los alambres.

We may recommend that you use a fluoride rinse. The rinse we would like you to use is _____. You can purchase this in many types of stores without a prescription.

Es posible que le recomendemos que use un enjuague de fluoruro. El enjuague que quisiéramos que use es _____. Usted puede comprar éste en muchos tipos de tiendas sin una receta.

We may recommend that you use a special, high-concentration fluoride toothpaste. This toothpaste is called _____, and it is available with a prescription. We will make this (toothpaste/fluoride rinse) available to you at a cost of _____ dollars.

Es posible que le recomendemos que use una pasta de dientes especial de alta concentración de fluoruro. Esta pasta de dientes se llama _____ y está disponible con una receta. Le podremos dar (esta pasta de dientes/este enjuague de fluoruro) a un costo de _____ dólares.

After you use these fluoride products, do not eat or rinse or drink for at least 30 minutes. A good time for the extra fluoride is immediately before you go to bed.

Después de usar estos productos de fluoruro, no coma, ni enjuague ni beba durante por lo menos 30 minutos. Una buena hora para el fluoruro es inmediatamente antes de acostarse.

ATTRITION
DESGATE

The biting surfaces can wear down.
Las superficies de morder se pueden desgastar.

The wearing of tooth surfaces due to normal use is called *attrition*.
El desgaste de las superficies de los dientes debido al uso normal se llama *desgaste*.

The worn biting surfaces can stain permanently.
Las superficies de morder desgastadas pueden mancharse permanentemente.

ABRASION
ABRASIÓN

The wearing of tooth surfaces caused by biting/chewing abrasive substances or by other habits is called *abrasion*.
El desgaste de las superficies del diente causado por morder/mascar sustancias abrasivas u otros hábitos se llama *abrasión*.

Using a toothpick is an example of a habit that can cause abrasion.
El usar un palillo de dientes es un ejemplo de un hábito que causa abrasión.

RECESSION
RECESIÓN

When the gumline moves toward the root of a tooth, this process is called *recession*.
Cuando el borde de la encía se mueve hacia la raíz del diente, este proceso se llama *recesión*.

Roots are exposed in recession.
Las raíces son expuestas en la recesión.

Roots can recede due to_____. *(See Box 19-4)*
Las raíces pueden receder debido a _____. *(Vea el Cuadro 19-4)*

Box 19-4 Reasons for gum recession	Cuadro 19-4 Razones para la recesión de las encías
• Age	• La edad
• Bite problems	• Los problemas al morder
• Hard toothbrushing	• El cepillado fuerte
• Healing of gum tissue following an infection	• La curación del tejido de la encía luego de una infección
• Tooth position	• La posición de un diente
• Surgery	• La cirugía

Teeth can become sensitive due to recession.
Los dientes pueden volverse sensibles debido a la recesión.

The roots can become permanently stained.
Las raíces pueden ser manchadas permanentemente.

Roots are covered with cementum.
Las raíces son cubiertas por cemento.

The thin cementum layer protects the tooth root.
La capa fina de cemento protege la raíz.

When the cementum is lost, the tooth can become sensitive.
Cuando se pierde el cemento, el diente puede volverse sensible.

When you eat or drink, you can experience discomfort due to the exposed roots.
Cuando usted come o bebe, usted puede experimentar molestia debido a las raíces expuestas.

When they become exposed, roots may also become sensitive to heat and cold.
Cuando están expuestas, las raíces también pueden volverse sensibles al calor y al frío.

DENTAL DISEASE AND DIET
LA ENFERMEDAD DENTAL Y LA DIETA

Sugared foods, such as candy and cooked starches, can cause plaque to produce acids.

Los alimentos azucarados, tales como los dulces y los almidones cocidos, pueden causar que la placa produzca ácidos.

It is not how many pieces of candy you eat that matters. It is how sticky the candy is and how long you chew it.

No es cuantos pedazos de dulce usted come lo que importa. Es cuan pegajoso el dulce es y por cuanto tiempo lo mastica.

Starches, such as bread, crackers, and cereal, also cause acids to form from plaque. Foods eaten as part of a meal cause less damage.

Los almidones, tales como el pan, las galletas y el cereal, también causan la formación de ácidos de la placa. Los alimentos que se comen como parte de una comida causan menos daño.

(Saliva/Brushing/Rinsing) helps wash foods from the teeth and helps reduce acids.

(La saliva/El cepillar/El enjuagar) ayuda a lavar la comida de los dientes y ayuda a reducir los ácidos.

One way to prevent (caries/decay/gum disease/ periodontal disease) is to eat a good diet and to limit your consumption of snacks.

Una manera de prevenir (caries/descomposición/enfermedad de las encías/enfermedad periodontal) es comiendo una dieta buena y limitando el consumo de bocadillos.

If you need a snack, choose raw vegetables or fresh fruit.

Si necesita un bocadillo, escoga vegetales crudos o frutas frescas.

When you snack often, acid can attack your teeth all day long.

Cuando usted come bocadillos frecuentemente, los ácidos pueden atacar sus dientes todo el día.

Rinse well with water after any snack.
Enjuáguese bien con agua después de cualquier bocadillo.

After many acid attacks from plaque, your teeth decay.
Después de muchos ataques de ácidos de la placa, sus dientes se descomponen.

Soda, especially diet soda, has acids that decay your teeth.
La soda, especialmente la soda de dieta, tiene ácidos que descomponen sus dientes.

Water and nonacidic fruit juices, such as apple juice and grape juice, are good alternatives to soda.
El agua y los jugos de frutas no-ácidos, tales como el jugo de manzana y el jugo de uva, son buenas alternativas a la soda.

Hidden sugar that can cause tooth decay is also found in_____. *(See Box 19-5)*
El azúcar escondido que puede causar la descomposición dental también se encuentra(n) en _____. *(Vea el Cuadro 19-5)*

Box 19-5 Sources of hidden sugar	Cuadro 19-5 Fuentes de azúcar escondido
• Breath mints	• Las mentas de aliento
• Catsup	• La salsa dulce
• Chewing tobacco	• El tabaco para mascar
• Cough drops	• Las pastillas contra la tos
• Fruit drinks (check the label)	• Las bebidas de frutas (verifique la etiqueta)
• Gum	• El chicle (goma de mascar)
• Medicine	• Las medicinas
• Soft drinks (soda)	• Las gaseosas (soda)
• Sugared coffee	• El café endulzado
• Sugared tea	• El té endulzado
• White bread	• El pan blanco

To help prevent tooth decay, we will be taking a dietary history.
Para ayudar a prevenir la descomposición dental, estaremos tomando un historial dietético.

Let's discuss sugar substitutes.
Discutamos acerca de los sustitutos de azúcar.

Children and Diet
Los Niños y la Dieta

Never allow your child to fall asleep with a bottle containing milk, formula, or fruit juice.
Nunca permita que su niño(a) se duerma con una botella que contenga leche, fórmula o jugo de fruta.

Avoid filling your child's bottle with sugar water or soda.
Evite llenar la botella de su niño(a) con agua de azúcar o soda.

If you must give your baby a bottle at bedtime, make sure it contains only water.
Si tiene que darle una botella a su bebé a la hora de dormir, asegúrese que contenga sólo agua.

Never dip the pacifier into sugar or honey.
Nunca sumerja el chupete en azúcar o miel.

Have your child begin drinking from a cup by his/her first birthday.
Haga que su niño(a) empiece a beber de un vaso para su primer cumpleaños.

Eating a healthy, balanced diet helps keep our teeth and gums free of disease.
El comer una dieta saludable y balanceada ayuda a mantener sus dientes y encías libres de enfermedades.

Let's not feed the plaque bugs!
¡No alimentemos a los microbios de la placa!

ORAL CANCER
CÁNCER ORAL

Regular dental exams allow early detection of mouth cancer.
Los exámenes dentales regulares permiten la detección temprana del cáncer oral.

Tobacco use and excessive consumption of alcohol are risk factors for mouth cancer.
El uso de tabaco y el consumo excesivo de alcohol son factores de riesgo para el cáncer oral.

Excessive exposure to the sun can result in lip cancer.
La exposición excesiva al sol puede resultar en cáncer de los labios.

You are at high risk for mouth cancer due to_____.
(See Box 19-6)
Usted está en un alto riesgo para cáncer de la boca debido a _____. *(Vea el Cuadro 19-6)*

Frequent self-examination and regular visits to your dentist will reduce your risk of mouth cancer. *(See Box 19-7)*
Un autoexamen frecuente y visitas regulares a su dentista reducirá su riesgo de cáncer de la boca. *(Vea el Cuadro 19-7)*

Box 19-6 Oral cancer risk factors	Cuadro 19-6 Factores de riesgo para el cáncer oral
• Alcohol	• El alcohol
• Habits	• Los hábitos
• History	• El historial
• Sun exposure (tanning bed)	• La exposición al sol (cama de bronceado)
• Tobacco	• El tabaco

Box 19-7 Self-examination steps

- Prepare: Wash your hands, take out any removable dental appliances, and stand in front of a mirror in a well-lit room, wearing your eyeglasses if needed.
- As you look, run your index finger along your outer lower lip while you smile, and then do the same for your outer upper lip.

- Using both index fingers and thumbs, pull down the sides of your lower lip on both sides of your face and look at the inner lower lip; then do the same for the inner upper lip.

- Pull back your outer right cheek with two fingers and look at the right inner cheek; then do the same for the left inner cheek.

- With your index finger, feel along the length of your bottom gums and mouth and underneath your tongue while you look. Be sure to examine areas without teeth, as well as those around your teeth; then do the same for the top gums and the roof of your mouth.

Cuadro 19-7 Pasos para la autoexaminación

- Prepárese: Lave sus manos, remueva cualquier aparato dental y párese frente a un espejo en un cuarto bien iluminado, usando sus lentes si es ncesesario.
- Mientras mira, pase su dedo índice a lo largo del exterior de su labio inferior mientras sonríe; luego haga lo mismo con su labio superior.
- Usando ambos dedos índices y pulgares, hale hacia abajo los lados de su labio inferior a ambos lados de su cara y observe el interior del labio inferior; luego haga lo mismo para el interior del labio superior.
- Hale su cachete derecho con dos dedos y observe el interior de su cachete derecho; luego haga lo mismo con el cachete izquierdo.
- Con su dedo índice, sienta a lo largo de sus encías inferiores y su boca y debajo de su lengua mientras observa. Asegúrese de examinar las áreas sin dientes, al igual que las de alrededor de sus dientes, luego haga lo mismo con las encías superiores y el cielo

Box 19-7 Self-examination steps—cont'd	Cuadro 19-7 Pasos para la autoexaminación—cont'd
To see the roof of your mouth, you may need to tip your head back slightly.	de la boca. Para ver el cielo de su boca, puede que necesite inclinar su cabeza hacia atrásun poco.
• Stick out your tongue and look at the top of it. • Putting your index finger on the surface of your tongue, in the middle, gently press, say "ah," and look at your throat. • Taking your two fingers, pull the tip of your tongue to the right and look at the left side; then pull your tongue to the left, looking at the right side. • Touch your tongue to the roof of your mouth and look at the underside of your tongue.	• Saque su lengua y observe la superficie de ésta. • Colocando su dedo índice en la superficie de su lengua, en el medio, presione levemente, diga "a" y observe su garganta. • Tomando sus dos dedos, hale la punta de su lengua hacia la derecha y observe el lado izquierdo; luego hale la lengua hacia la izquierda, observando el lado derecho. • Toque con su lengua el cielo de la boca y observe la parte debajo de la lengua.

Contact the dentist if you have _____. *(See Box 19-8)*
Llame (al/a la) dentista si tiene _____. *(Vea el Cuadro 19-8)*

The (dentist/office/clinic) has new technology to discover mouth cancer in its early stages.
((El/La) dentista/La oficina/La clínica) tiene nueva tecnología para descubrir el cáncer de la boca en su etapa temprana.

BRUSHING
CEPILLADO

How often do you brush?
¿Cúan frecuente usted se cepilla?

Box 19-8 Reasons to call the dentist	Cuadro 19-8 Razones para llamar (al/a la) dentista
• A sore or irritation that does not heal • Color change, such as the development of red and white areas • Constant pain, soreness, or numbness • A lump, thickening, rough spot, crust, or small ulcer that does not heal • Difficulty that does not get better in chewing, swallowing, speaking, or moving the jaw or tongue • A change in bite that does not correct itself • A sudden change in denture fit	• Una úlcera o irritación que no sana • Un cambio, de color tal como el desarrollo de áreas de color rojo y blanco • Dolor constante, dolencia o adormecimiento • Un bulto, engrosamiento, aspereza, costra o pequeña úlcera que no sana • Dificultad que no se mejora al mascar, tragar, hablar o mover la mandíbula o lengua • Un cambio en la mordedura que no se corrige por sí mismo • Un cambio repentino en el ajuste de su dentura

Do you use a hard or soft toothbrush?
¿Usted usa un cepillo duro o suave?

Brush your teeth twice a day with a soft brush.
Cepille sus dientes dos veces al día con un cepillo
   suave.

Brushing with a soft brush helps remove plaque from the tooth and (gums/gingiva).
El cepillarse con un cepillo suave ayuda a remover la placa del
   diente y de (las encías/la gingiva).

Plaque can be stained so that we can see which areas you are missing with the toothbrush.
La placa puede ser tiñada para que podamos ver en cuales
   áreas usted está fallando con el cepillo.

Box 19-9 Toothbrushing steps	Cuadro 19-9 Pasos para el cepillado dental
• Hold your brush at an angle against the gums and move the brush back and forth in short strokes. Positioning your brush correctly helps remove the plaque without damaging your teeth and gums.	• Aguente su cepillo a un ángulo contra las encías y mueva el cepillo hacia delante y atrás con movimientos cortos. El posicionar su cepillo correctamente remueve la placa sin hacer daño a sus dientes y encías.
• Brush the outer tooth surfaces, the inner tooth surfaces, and the chewing surfaces.	• Cepille las superficies externas de los dientes, las superficies internas y las superficies de mascar.
• Place the brush against the chewing surface and use a gentle back-and-forth scrubbing motion. Be thorough when brushing, making sure to remove plaque from all areas.	• Coloque el cepillo contra las superficies de mascar y utilice un movimiento estregador hacia delante y atrás. Sea minucioso cuando se esté cepillando, asegurandose que remueve la placa de todas las áreas.
• Use the "toe" of the brush to clean the inside of the front teeth with an up-and-down stroke. Cleaning the inside of the lower front teeth will keep them from becoming covered with tartar and stains.	• Use la "puntera" del cepillo para limpiar el interior de los dientes del frente con un movimiento de arriba a abajo. El limpiar el interior de los dientes inferiores del frente los mantendrá libres de que se cubrán de sarro y de manchas.
• Clean the top of your tongue. Cleaning your tongue will remove plaque and freshen your breath.	• Limpie la superficie de su lengua. El limpiar su lengua removerá la placa y refrescará su aliento.

Can you show me how you brush?
¿Usted puede mostrarme cómo usted se cepilla?

Can I show you how to brush? *(See Box 19-9)*
¿Puedo mostrarle cómo cepillarse? *(Vea el Cuadro 19-9)*

You brush your teeth very well.
Usted se cepilla muy bien.

Can I share some brushing tips?
¿Puedo compartirle algunos consejos de cepillado?

You are missing here with your toothbrush.
Usted está fallando aquí con su cepillo.

Use a pea-sized amount of toothpaste on the brush.
Use una cantidad del tamaño de un guisante de pasta de dientes en su cepillo.

Use toothpaste with fluoride.
Use una pasta de dientes con floruro.

Tartar-control toothpaste helps prevent (tartar/calculus) by keeping plaque from hardening.
La pasta de dientes con control de sarro ayuda a prevenir el (sarro/cálculo) evitando el endurecimiento de la placa.

It's not the toothpaste that cleans, but the effort that you put behind the brushing.
No es la pasta la que limpia, sino el esfuerzo detrás del cepillado.

Can I show you how to clean your tongue?
¿Puedo mostrarle cómo limpiarse su lengua?

Would you like to try and clean your tongue?
¿Le gustaría intentar limpiarse su lengua?

Crowded teeth are harder to brush.
Los dientes apiñados son más difíciles de cepillar.

How often do you change your toothbrush?
¿Cuán frecuente usted cambia su cepillo de dientes?

Your removable (appliance/denture) should be taken out before brushing.
(Los aparatos/Las dentaduras) removibles deben ser removidos(as) antes de cepillarse.

Toothbrush Recommendations
Recomendaciones para el Cepillo de Dientes

Change your toothbrush every _____ months.
Cambie su cepillo de dientes cada _____ meses.

Bacteria and viruses can grow on your toothbrush.
Las bacterias y virus pueden crecer en su cepillo de dientes.

Change your toothbrush more often if you have _____.
(See Box 19-10)
Cambie su cepillo más a menudo si usted tiene _____. *(Vea el Cuadro 19-10)*

Box 19-10 Reasons to change your toothbrush more frequently	Cuadro 19-10 Razones para cambiar su cepillo de dientes más frecuentemente
• Braces	• Frenillos
• Canker sore (aphthous ulcer)	• Afta (úlcera aftosa)
• Cold or flu	• Resfriado o influenza
• Cold sore (fever blister) (herpes labialis)	• Úlcera en los labios (vesícula febril) (herpes labial)
• Gum disease/periodontal disease	• Enfermedad de las encías/enfermedad periodontal
• Infections	• Infecciones
• Sinus infection	• Infección de las sínuses

Don't share your toothbrushes.
No comparta su cepillo de dientes.

Have a separate toothbrush for each time of the day that you brush.
Tenga un cepillo distinto para cada momento del día que usted se cepilla.

All family members should have their own toothbrushes.
Todos los miembros de la familia deben tener sus propios cepillos de dientes.

There are many different kinds of toothbrushes.
Hay muchas clases diferentes de cepillos de dientes.

Our (office/clinic) recommends this toothbrush.
Nuestra (oficina/clínica) recomienda este cepillo.

Here is a toothbrush for (you/your child).
Aquí tiene un cepillo para (usted/su niño(a)).

Many patients enjoy using a powered brush.
Muchos pacientes disfrutan usar un cepillo eléctrico.

As a caregiver, you may want to use a powered toothbrush.
Como un cuidador, puede que usted desee usar un cepillo eléctrico.

Brushing and Children
El Cepillado y los Niños

Before your child has teeth, gently wipe the gum area with a soft, wet cloth wrapped over your finger.
Antes de que su niño(a) tenga dientes, limpie suavemente el área de la encía con un paño suave y mojado enrollado alrededor de su dedo.

Start brushing your child's teeth with water as soon as the first tooth appears.
Comience a cepillar los dientes de su niño(a) con agua tan pronto como aprarezca su primer diente.

Brush your child's teeth twice daily until the child can thoroughly remove plaque.
Cepille los dientes de su niño(a) dos veces al día hasta que el/la niño(a) pueda remover la placa completamente.

Your child can use toothpaste when the dentist recommends it.
Su niño(a) puede usar pasta dental cuando el/la dentista lo recomiende.

Your child is too young for toothpaste.
Su niño(a) es demasiado pequeño(a) para la pasta dental.

For safety, monitor your child's use of toothpaste.
Para seguridad, vigile el uso de la pasta de su niño(a).

If ingested in large amounts, toothpaste can harm your child.
Si es ingerida en cantidades grandes, la pasta dental puede hacerle daño a su niño(a).

If you show your child that you brush, it is more likely that he/she will brush too.
Si usted le muestra a su niño(a) que usted se cepilla, es más probable que él/ella también se cepille.

You will need to show your child how to brush his/her teeth.
Usted necesitará mostrarle a su niño(a) cómo cepillar sus dientes.

Watch your child's brushing until you're certain that he/she is doing it correctly.
Observe el cepillado de su niño(a) hasta que usted esté seguro(a) de que él/ella lo está haciendo correctamente.

I will be showing your child how to brush his/her teeth.
Yo le estaré mostrando a su niño(a) cómo cepillar sus dientes.

We need to brush the plaque bugs off your teeth.
Necesitaremos cepillar a los microbios de la placa fuera de tus dientes.

You need to brush your teeth after breakfast and lunch and before bed.

Tu necesitas cepillar tus dientes después del desayuno y el almuerzo y antes de acostarte.

Let's brush the stained plaque bugs off your teeth!

¡Cepillemos a los microbios de la placa tiñados fuera de tus dientes!

Brush all your teeth using big circles with your toothbrush.

Cepilla todos tus dientes usando círculos grandes con tu cepillo de dientes.

With braces it is somewhat harder to brush, but you will need to do it.

Con frenillos es un poco más difícil cepillar pero necesitarás hacerlo.

Braces are hard to brush, but not brushing around braces can lead to (caries/tooth decay) or (gum disease/periodontal disease).

Los frenillos son difíciles de cepillar, pero el no cepillar alrededor de los frenillos puede causar (caries/descomposición dental) o (enfermedad de las encías/enfermedad periodontal).

Brush your retainer twice daily to remove the plaque that forms on it.

Cepilla tu retenedor dos veces al día para remover la placa que se forma en él.

DENTURE/PARTIAL DENTURE CARE
CUIDADO DE LA DENTADURA/DENTADURA PARCIAL

Brush your (denture/partial denture) twice daily with a firm brush.

Cepille su (dentadura/dentadura parcial) dos veces al día con un cepillo duro.

Brushing plaque from your (denture/partial denture) will remove plaque from your mouth and freshen your breath.
El cepillar la placa de su (dentadura/dentadura parcial) removerá la placa de su boca y refrescará su aliento.

Rinsing your (denture/partial denture) alone does not remove plaque.
Enjuagar su (dentadura/dentadura parcial) sóla no remueve la placa.

Plaque can harm the gum ridges under your (denture/partial denture).
La placa puede hacerle daño a los surcos de sus encías debajo de su (dentadura/dentadura parcial).

You can use denture powder or paste when brushing your (denture/partial denture).
Usted puede usar un polvo o pasta para dentaduras cuando cepilla su (dentadura/dentadura parcial).

Wire brushes should never be used on your (denture/partial denture).
Los cepillos de alambres nunca deben usarse en su (dentadura/dentadura parcial).

Household cleaners should never be used on your (denture/partial denture).
Los limpiadores caseros nunca deben usarse en su (dentadura/dentadura parcial).

Don't use bleach on your denture since it is plastic and will absorb bleach molecules.
No use blanqueador en su dentadura ya que ésta es de plástico y absorberá las moléculas del blanqueador.

Don't use bleach on your removable partial denture since it has metal parts and will corrode.
No use blanqueador en su dentadura parcial removible ya que ésta tiene partes de metal y se corroerá.

Don't use any glues to fix your (denture/partial denture).
No use ningún tipo de pega para arreglar su (dentadura/dentadura parcial).

Don't use any type of file to fix your (denture/partial denture).
No use ningún tipo de lima para arreglar su (dentadura/dentadura parcial).

Don't repair your (denture/partial denture) yourself.
No repare su (dentadura/dentadura parcial) usted mismo(a).

Contact our (office/clinic) if your (denture/partial denture) is broken.
Llame a nuestra (oficina/clínica) si su (dentadura/dentadura parcial) se rompe.

The dentist recommends that you take out your (denture/partial denture) during sleep.
El/La dentista recomienda que usted se quite su (dentadura/dentadura parcial) mientras duerme.

A poorly fitting (denture/partial denture) can result in _____. (See Box 19-11)
Una (dentadura/dentadura parcial) que encaja pobremente puede resultar en _____. (Vea el Cuadro 19-11)

Box 19-11 Results of a poorly fitting denture/partial denture	Cuadro 19-11 Resultados de una dentadura/dentadura parcial que no encaja bien
• A poor bite	• Una mordedura pobre
• A poor diet	• La dieta pobre
• Mouth sores	• Las úlceras bucales
• Infection	• Infección

FLOSSING
LIMPIARSE CON HILO DENTAL

Do you floss?
¿Usted se limpia los dientes con hilo dental?

How often do you floss?
¿Cuán frecuente usted se limpia con hilo dental?

Can you show me how you floss?
¿Me puede mostrar cómo usted se limpia con hilo dental?

You floss very well.
Usted se limpia muy bien con hilo dental.

Can I share some flossing tips?
¿Puedo compartir unos consejos acerca de la limpieza con hilo dental?

Can I show you how to floss? *(See Boxes 19-12 and 19-13)*
¿Puedo mostrarle cómo limpiarse con hilo dental? *(Vea los Cuadros 19-12 y 19-13)*

Floss your teeth once a day.
Limpie sus dientes con hilo dental una vez al día.

Flossing helps remove plaque from between the teeth.
El limpiarse con hilo dental ayuda a remover la placa entre los dientes.

Floss can reach the spaces between your teeth that a brush can't.
El hilo dental puede alcanzar los espacios entre sus dientes que su cepillo no puede.

Plaque that remains on the teeth can become stained.
La placa que se queda en el diente puede ser tiñada.

Flossing is not hard to do.
Limpiarse con hilo dental no es difícil.

Box 19-12 Flossing steps	Cuadro 19-12 Pasos para limpiar con hilo dental
• Break off about a foot and a half of floss, and wind most of it around one of your middle fingers.	• Rompa un pedazo de hilo dental de aproximadamente un pie y medio de largo, y enrolle la mayor parte de él alrededor de uno de sus dedos centrales.
• Wind the remaining floss around the same finger of the opposite hand so that it will take up the floss as it becomes dirty.	• Enrolle la parte restante del hilo dental alrededor del mismo dedo en la mano opuesta de manera que acumula el hilo dental a medida que se ensucia.
• After winding the floss, hold the floss tightly between your thumbs and forefingers.	• Luego de enrollar el hilo dental, aguante el hilo fuertemente entre sus dedos pulgares e índices.
• Using a gentle motion, guide the floss below the contacts of your teeth.	• Usando un movimento suave, guíe el hilo dental debajo de los contactos de sus dientes.
• Curve the floss into a 'C' shape against one tooth and gently slide the floss into the space between the gum and the tooth.	• Doble el hilo dental en forma de "C" contra un diente y suavemente deslize el hilo dental en el espacio entre la encía y el diente.
• Hold the floss tightly against the tooth and gently rub the side of the tooth with an up-and-down motion.	• Aguante el hilo dental fuertemente contra el diente y suavemente frote el lado de su diente con un movimiento de arriba hacia abajo.
• Floss each tooth thoroughly with a clean section of floss.	• Limpie cada diente completamente con una sección limpia del hilo dental.

Box 19-13 Alternate flossing steps	Cuadro 19-13 Pasos alternos para limpiar con hilo dental
• Break off a twelve inch piece of floss.	• Rompa un pedazo de hilo dental de doce pulgadas de largo.
• Tie it in a loop just wide enough to comfortably hold in both hands with your hands close together.	• Amárrelo en un lazo, lo suficientemente ancho como para aguantarlo con ambas manos cómodamente con las manos cerca una de la otra.
• Hold the floss in both hands with the fingers on the inside of the circle.	• Aguante el hilo dental en ambas manos con los dedos en el interior del círculo.
• Using the thumb and first finger of each hand, guide the floss with a gentle motion below the contacts of your teeth.	• Usando el dedo pulgar y el primer dedo de cada mano, guíe el hilo dental usando un movimiento suave por debajo de los contactos de sus dientes .
• Curve the floss into a "C" shape against one tooth and gently slide the floss into the space between the gum and the tooth.	• Doble el hilo dental en forma de "C" contra un diente y suavemente deslize el hilo dental en el espacio entre la encía y el diente.
• Hold the floss tightly against the tooth and gently rub the side of the tooth with an up-and-down motion.	• Aguante el hilo dental fuertemente contra el diente y suavemente frote el lado de su diente con un movimiento de arriba hacia abajo.
• Floss each tooth thoroughly with a clean section of floss.	• Limpie cada diente completamente con una sección limpia del hilo dental.

Flossing does not take a long time.
El limpiarse con hilo dental no toma mucho tiempo.

Never snap the floss into the (gums/gingiva).
Nunca fuerce el hilo dental sobre (las encías/la gingiva).

Don't use your floss with a back-and-forth sawing motion.
No use su hilo dental con un movimiento de adelante hacia atrás.

Do not try to cut your (gums/gingiva) with your floss.
No intente cortar (sus encías/su gingiva) con su hilo dental.

You need to shape the floss better around this tooth here.
Usted necesita formar el hilo dental mejor alrededor de este diente aquí.

Don't forget to floss the back side of your last tooth.
No se olvide de limpiar la parte de atrás de su último diente.

Floss is not reusable.
El hilo dental no es reusable.

Floss Recommendations
Recomendaciones para el Hilo Dental

There are many different kinds of floss.
Hay muchas clases diferentes de hilo dental.

You need to use dental tape since it is wider than floss.
Usted necesita usar cinta dental ya que es más ancha que el hilo dental.

You need to use a coated floss since your teeth are very close together.
Usted necesita usar un hilo dental cubierto ya que sus dientes están muy unidos.

Our (office/clinic) recommends this kind of floss.
Nuestra (oficina/clínica) recomienda este tipo de hilo dental.

Here's a sample of floss for (you/your child).
Aquí tiene una muestra de hilo dental para (usted/su niño(a)).

Floss Alternatives
Alternativas para Limpiar con Hilo Dental

There are ways to clean your (bridge/implant).
Hay maneras de limpiar su (puente/implante).

Let me show you how to clean your (bridge/implant).
Permítame mostrarle cómo se limpia su (puente/implante).

Would you like to try to clean your (bridge/implant)?
¿Le gustaría tratar de limpiar su (puente/implante)?

Use a (bridge/floss) threader to clean here.
Use un enhebrador de (puente/hilo dental) para limpiar aquí.

Here's a sample of (bridge/floss) threaders for you.
Aquí está una muestra de enhebradores de (puente/hilo dental)
para usted.

(Bridge/Floss) holders help if you have difficulty.
Los sostenedores de (puentes/hilo dental) ayudan si usted tiene
dificultad.

**People who have difficulty flossing may use other
aids.**
Las personas que tienen dificultad en usar el hilo dental pueden
usar otras ayudas.

Other aids include small brushes, picks, or sticks.
Otras ayudas incluyen cepillos pequeños, limpiadientes o palillos.

**Interdental aids also help clean out plaque between the
roots.**
Las ayudas interdentales también ayudan a limpiar la placa entre
las raíces.

Can I show you how to use this interdental aid?
¿Le puedo mostrar cómo se use esta ayuda interdental?

**Here's a sample of interdental aids that we
recommend.**
Aquí hay una muestra de las ayudas interdentales que
recomendamos.

Flossing and Children
El Limpiar con Hilo Dental y los Niños

Start flossing when your child's teeth begin to touch.
Comience a usar el hilo dental cuando los dientes de su niño(a)
  comiencen a tocar el uno al otro.

Floss your child's teeth once daily until he/she can do it.
Use el hilo dental en los dientes de su niño(a) una vez
  diariamente hasta que él/ella lo pueda hacer por su cuenta.

**If you show your child that you floss, it is more likely
  that he/she will floss too.**
Si usted le muestra a su niño(a) que usted se limpia con hilo
  dental, es más probable que él/ella también se limpiara con
  hilo dental.

You will need to show your child how to floss.
Usted necesitará mostrar a su niño(a) cómo se usa el hilo dental.

**Watch your child's flossing until you're certain that
  he/she is doing it correctly.**
Supervise a su niño(a) mientras se limpia con hilo dental hasta
  que usted esté seguro(a) que él/ella lo hace correctamente.

I will be showing your child how to floss.
Voy a mostrarle a su niño(a) cómo se usa el hilo dental.

**We need to use floss to remove the plaque bugs from
  between our teeth.**
Necesitamos usar el hilo dental para sacar a los microbios de
  la placa que aparecen entre nuestros dientes.

**With braces it is harder to floss around the teeth, but
  you will need to do it.**
Con frenillos es más difícil usar el hilo dental alrededor de los
  dientes pero necesitas hacerlo.

**Not flossing braces can lead to tooth decay or
  (gum/periodontal) disease.**
El no usar el hilo dental alrededor de los frenillos puede
  resultar en la descomposición de los dientes o en la
  enfermedad (de las encías/periodontal).

Back teeth (molars) are the most difficult for children to floss correctly.

Los dientes de atrás (molares) son los más difíciles para que los niños usen el hilo dental correctamente.

BAD BREATH (HALITOSIS)
MAL ALIENTO (HALITOSIS)

_____ **can cause bad breath.** *(See Box 19-14)*

_____ puede causar el mal aliento. *(Vea el Cuadro 19-14)*

Keeping your teeth clean can help keep your breath fresh.

El mantener sus dientes limpios puede ayudar a mantener fresco su aliento.

Box 19-14 Possible reasons for bad breath	Cuadro 19-14 Posibles razones para el mal aliento
• A dirty denture	• La dentadura sucia
• Dry mouth	• La boca reseca
• Garlic and onions	• El ajo y las cebollas
• Gums bleeding	• El sangrado de las encías
• Gum disease	• La enfermedad de las encías
• A gum infection	• La infección de las encías
• Plaque	• La placa
• Tartar/calculus	• El sarro/Los cálculos
• Tobacco	• El tabaco
• Medication	• El medicamento
• Sulfur-producing bacteria	• Las bacterias que producen el azufre
• Not flossing	• El no usar el hilo dental
• Poor brushing habits	• Los malos hábitos de cepillar
• Not brushing	• El no cepillar
• Sinus drainage (postnasal drip)	• El drenaje del seno (drenaje post-nasal)
• Tonsil infections	• Las infecciones de las amígdalas

Not cleaning your teeth regularly can contribute to bad breath.
No mantener sus dientes limpios puede contribuir al mal aliento.

Not cleaning around braces can lead to bad breath.
El no limpiar alrededor de los frenillos puede causar el mal aliento.

Bad breath can be a sign of a medical problem.
El mal aliento puede ser una señal de un problema médico.

Mouthwashes don't have a long-lasting effect on bad breath.
Los enjuagues para la boca no tienen un efecto duradero en el mal aliento.

Cleaning your tongue can freshen your breath.
El limpiar su lengua puede refrescar su aliento.

There are many products for fighting bad breath.
Hay muchos productos para combatir el mal aliento.

Our (office/clinic) recommends these products for bad breath.
Nuestra (oficina/clínica) recomienda estos productos para el mal aliento.

Dry mouth can make our breath less than pleasant.
Una boca reseca puede causar que nuestro aliento sea menos placentero.

Sodium lauryl sulphate (in many dental products) can cause our mouth to become dry.
El sulfato de laurilo de sodio (en muchos productos dentales) puede causar que nuestra boca se reseque.

"Morning breath" results from the decreased production of saliva during sleep.
"El mal aliento de la mañana" es resultado de la disminución de la producción desaliva mientras dormimos.

Round dots can appear on the tonsils and can cause a sour or bad taste and odor.
Unos puntitos redondos pueden aparecer en las amígdalas y pueden causar un sabor y un olor agrio o malo.

The back of the tongue seems to be an odor-producing area.
La parte de atrás de la lengua parece ser un área que produce olores.

The central groove of the tongue can trap bacteria.
La ranura central de la lengua puede atrapar a las bacterias.

(Some foods/Ingredients) can increase sulfur production, which results in bad breath. *(See Box 19-15)*
(Algunas comidas/Algunos ingredientes) pueden aumentar la producción de azufre, lo cual causa el mal aliento. *(Vea el Cuadro 19-15)*

Box 19-15 Foods/ingredients that can increase sulfur production	**Cuadro 19-15 Comidas/ingredientes que pueden aumentar la producción de azufre**
• Drying agents—especially alcohol (mouthwashes)	• Agentes resecantes—especialmente el alcohol (enjuagues para la boca)
• Dense protein foods (dairy foods; large quantities of chicken, beef, or fish)	• Comidas densas en proteína (comidas lecheras; cantidades grandes de pollo, carne de res, pescado)
• Sugary and acidic foods and drinks (coffee and all fruit and vegetable drinks)	• Comidas azucaradas y ácidas y bebidas (el café y todas las bebidas de frutas y vegetales)

What You Can Do About Bad Breath
Qué Usted Puede Hacer Acerca del Mal Aliento

Keep your tongue clean.
Mantenga limpia su lengua.

Drink more water (not coffee, juice, or carbonated beverages).
Beba más agua (que no sea café, jugo o bebidas carbonatadas).

Watch out for the obvious: onions, garlic, and tobacco.
Tenga cuidado con lo obvio: cebollas, ajo y tabaco.

Don't overdo your consumption of protein, alcoholic beverages, or coffee.
No coma demasiada proteína, bebidas alcohólicas o café.

Avoid sugar in breath mints, gum, candy, alcohol, and juice.
Evite el azúcar en las mentas para el aliento, la goma de mascar, el alcohol y el jugo.

Avoid smoking.
Evite el fumar.

TONGUE SCRAPING
RASPADO DE LA LENGUA

Bacteria are present in the fibers of the tongue naturally.
Las bacterias están presentes naturalmente en las fibras de la lengua.

Tongue scraping can give you better breath and improve the taste in your mouth.
Un raspado de la lengua puede darle mejor aliento y mejorar el sabor en la boca.

You can use a very soft brush to clean your tongue.
Usted puede usar un cepillo muy suave para limpiar su lengua.

Special tongue scrapers can be purchased in stores.
Se pueden comprar raspadores especiales en las tiendas.

You can use a round-ended spoon turned upside down to scrape the flat surface of your tongue.
Usted puede usar una cuchara de punta redonda volteada boca abajo para raspar la superficie plana de su lengua.

Do not scrape or brush too hard—be gentle.
No raspe o cepille duro—hágalo suavemente.

You can injure your tongue or make it hurt or burn.
Usted puede lastimar su lengua o hacerla doler o arder.

Scraping too hard can make your tongue feel dry.
El raspar muy duro puede causar que su lengua se sienta reseca.

Be careful not to reach too far back on your tongue; tongue scraping can make you gag.
Tenga cuidado de no raspar muy atrás en su lengua; el raspar la lengua puede darle nausea.

Too much bacteria or altered bacteria can cause odors.
Demasiada bacteria o bacteria alterada puede causar malos olores.

Mouthwash does not get your tongue clean.
Un enjuague para la boca no limpia la lengua.

Mouthwash (with alcohol) can actually dry out your tongue and oral tissue.
En realidad un enjuague bucal (con alcohol) puede resecar la lengua y el tejido oral.

FLUORIDE
FLUORURO

Fluoride makes your teeth decay resistant.
El fluoruro hace que los dientes sean más resistentes a la descomposición.

Fluoride in (toothpaste/rinses/water) helps protect your teeth from decay.
El fluoruro en (la pasta de dientes/los enjuagues/el agua) ayuda a proteger los dientes de la descomposición.

Fluoride helps protect your teeth from decay.
El fluoruro ayuda a proteger sus dientes de la descomposición.

Follow the dentist's instructions so that your child gets the right amount of fluoride.
Siga las instrucciones (del dentista/de la dentista) para que su niño(a) obtenga la cantidad de fluoruro correcta.

Prescription fluoride _____ (are/is) needed to help protect your child's teeth from decay. (See Box 19-16)
Se necesita el fluoruro recetado en _____ para ayudar en proteger los dientes de su niño(a) de la descomposición. *(Vea el Cuadro 19-16)*

Regular mouthwash does not contain fluoride.
Un enjuague bucal regular no contiene fluoruro.

Check your well water for fluoride content. When we receive the report, we will give you the right prescription.
Investigue el contenido de fluoruro en su agua de pozo. Cuando recibamos el informe, le daremos la receta correcta.

Fluoride can help with your tooth sensitivity.
El fluoruro le puede ayudar con la sensibilidad del diente.

Box 19-16 Types of fluoride prescriptions	Cuadro 19-16 Tipos de recetas de fluoruro
• Chewable tablets	• Pastillas de mascar
• Drops	• Gotas
• Gels	• Geles
• Lozenges	• Tabletas
• Rinses	• Enjuagues
• Toothpaste	• Pasta de dientes
• Varnish	• Barniz

Because of your dry mouth, you need fluoride supplements to help protect your teeth from decay.
Como tiene una boca reseca, usted necesita los suplementos de fluoruro para ayudar a proteger sus dientes de la descomposición.

ORAL HABITS
HÁBITOS ORALES

Thumb sucking can cause changes in your child's biting pattern.
El chupar su dedo puede causar cambios en la mordedura de su niño(a).

Long-term use of a pacifier can cause changes in your child's biting pattern.
El uso prolongado del chupete puede causar cambios en la mordedura de su niño(a).

Piercing the tongue or lips can cause dental damage.
El hacer agujeros en la lengua o los labios puede dañar los dientes.

Chewing on hard objects like _____ can crack a tooth or filling. *(See Box 19-17)*
El masticar en objetos duros como _____ puede fracturar un diente o un empaste. *(Vea el Cuadro 19-17)*

(Grinding/Clenching) teeth can cause tooth damage.
El (crujir/apretar) los dientes puede causar daño en los dientes.

Excessive vomiting can cause tooth damage.
El vómito excesivo puede causar daño en los dientes.

Playing sports can damage the teeth. This includes sports like basketball, baseball, gymnastics, and volleyball.
El jugar deportes puede dañar los dientes. Esto incluye deportes como el baloncesto, el béisbol, la gimnasia y el voleibol.

Box 19-17 Objects that can cause cracks in teeth or dental work	Cuadro 19-17 Objectos que pueden causar fracturas en los dientes o en el trabajo dental
• Ice • Metal • Pencils • Toothpicks	• Hielo • Metal • Lápices • Palillos

Custom-made mouthguards can protect teeth during sports.
Los protectores bucales hechos a la medida pueden proteger los dientes durante los deportes.

Frequent swimming in pools can damage your teeth and (gums/gingiva) and can cause unusual stains.
El nadar frecuentemente en piscinas puede dañar sus dientes y (las encías/la gingiva) y puede causar manchas raras.

Aspirin placed near a toothache can severely burn the gums. You need to swallow the aspirin.
La aspirina puesta cerca de un dolor de muelas puede quemar las encías gravemente. Usted necesita tragar la aspirina.

Drinking coffee and tea stains the teeth.
El tomar café y té mancha los dientes.

Chewing on only one side of your mouth can create a muscle imbalance.
El masticar en sólo un lado de la boca puede crear un desequilibrio muscular.

TOBACCO USE AND CESSATION
USO Y CESACIÓN DEL TABACO

Tobacco products, such as _____, stain the teeth and tongue. *(See Box 19-18)*
Los productos de tabaco, tales como _____, manchan los dientes y la lengua. *(Vea el Cuadro 19-18)*

Box 19-18 Tobacco products	Cuadro 19-18 Productos de tabaco
• Bidis	• Los bidis (un tipo de cigarro/cigarrillo con sabor de chocolate)
• Chew	• Las mascadas
• Chewing tobacco	• El tabaco de masticar
• Cigar	• El cigarro
• Cigarettes	• Los cigarrillos
• Pipe	• La Pipa
• Smokeless tobacco	• El tabaco sin humo
• Tobacco leaves	• Las hojas de tabaco

Chewing tobacco contains sand and grit, which can wear down your teeth.
El tabaco de masticar contiene arena y gravilla, que pueden desgastar sus dientes.

Chewing tobacco contains sugar, which will cause tooth decay when held against your teeth.
El tabaco de masticar contiene azúcar, que causará la descomposición de los dientes cuando se sostiene al lado de los dientes.

Tobacco can contribute to (tartar/calculus) build-up.
El tabaco puede contribuir al crecimiento de (sarro/cálculos).

Tobacco delays healing after a(n) (cleaning/extraction/surgery).
El tabaco atrasa la curación después de una (limpieza/extracción/cirugía).

Tobacco increases your risk of gum disease and mouth cancer.
El tabaco aumenta su riesgo de la enfermedad de las encías y el cáncer de la boca.

_____ (is/are) not a safe alternative to cigarettes. (See Box 19-18)
_____ no (es/son) alternativa(s) segura(s) al cigarrillo/cigarro. (Vea el Cuadro 19-18)

Many products are available to help you quit tobacco use.

Hay muchos productos disponibles para ayudarle a dejar el uso del tabaco.

Can we assist you in quitting your tobacco use?

¿Le podemos ayudar a dejar su uso del tabaco?

We will work with your medical doctor to help you quit.

Trabajaremos con su doctor(a) para ayudarle a dejar el tabaco.

Our (office/clinic) recommends these products for quitting tobacco use.

Nuestra (oficina/clínica) recomienda estos productos para dejar el uso del tabaco.

The dentist recommends _____to help you quit tobacco use. *(See Box 19-19)*

El/La dentista recomienda _____ para ayudarle a dejar el uso del tabaco. *(Vea el Cuadro 19-19)*

Box 19-19 Ways to quit using tobacco	Cuadro 19-19 Maneras de dejar de usar el tabaco
• Contacting your doctor (medical consult)	• Ponerse en contacto con su médico(a) (un especialista médico)
• Medicine (antidepressant)	• La medicina (un antidepresivo)
• Nicotine gum	• La goma de mascar de nicotina
• Nicotine inhaler	• El inhalador de nicotina
• Nicotine lozenge	• Las tabletas de nicotina
• Nicotine patch	• El parche de nicotina
• Therapy	• La terapia

Successfully quitting tabacco use can take many attempts.
El dejar éxitosamente el uso del tabacco puede tomar muchos intentos.

The more times you try to quit, the more likely it is that the next attempt will work.
Mientras más veces usted lo trata de dejar, más probable es que el próximo intento trabajará.

Keep on quitting!
¡Siga dejándolo!

MEDICAL-DENTAL CONNECTION AND CANCER TREATMENT
CONEXIÓN MÉDICO-DENTAL Y EL TRATAMIENTO PARA EL CÁNCER

We will work with your (medical doctor/cancer specialist).
Trabajaremos con su (doctor(a)/especialista de cáncer).

One's mouth should be healthy before one starts cancer treatment.
Su boca debe estar saludable antes de comenzar un tratamiento para el cáncer.

The dentist will need to extract that tooth before cancer treatment starts.
El/La dentista necesitará extraer ese diente antes de comenzar con el tratamiento para el cáncer.

Your teeth will need to be cleaned prior to cancer treatment.
Se deben limpiar los dientes antes de comenzar el tratamiento para el cáncer.

Cancer treatment can lead to increased _____. *(See Box 19-20)*
El tratamiento para el cáncer puede resultar en un aumento de _____. *(Vea el Cuadro 19-20)*

Box 19-20 Possible side effects of cancer treatment	Cuadro 19-20 Los efectos secundarios posibles del tratamiento para el cáncer
• Bone infection • Caries/cavities • Dry mouth • Mouth sores (mucositis) • Tooth decay	• Infección del hueso • Caries/cavidades • Boca reseca • Llagas en la boca (mucositis) • Descomposición de los dientes

Since you had cancer treatment, have you been having any problems with your mouth?
Desde de que usted tuvo el tratamiento para el cáncer, ¿ha tenido algún problema con su boca?

MEDICAL-DENTAL CONNECTION AND XEROSTOMIA (DRY MOUTH)
CONEXIÓN MÉDICO-DENTAL Y LA XEROSTOMÍA (BOCA RESECA)

Medicine can cause dry mouth.
La medicina puede causar boca reseca.

Menopause can be a cause of dry mouth.
La menopausia puede ser la causa de la boca reseca.

Mouth breathing can cause dry mouth.
El respirar por la boca puede causar boca reseca.

Dry mouth can lead to increased _____. *(See Box 19-21)*
La boca reseca puede resultar en un aumento de _____. *(Vea el Cuadro 19-21)*

Taking frequent sips of water during the day can alleviate the symptoms of dry mouth.
El beber agua a sorbos frecuentemente durante el día puede aliviar los síntomas de la boca reseca.

Box 19-21 Possible results of a dry mouth problem	Cuadro 19-21 Resultados posibles del problema de boca reseca
• Caries/cavities • Tooth decay • Gum/periodontal disease	• Caries/cavidades • Descomposición de los dientes • Enfermedad de las encías/periodontal

Drinking more water can help your dry mouth.
El beber más agua puede ayudar con su boca reseca.

Mouthwashes with alcohol can cause soreness if your mouth is already dry.
Los enjuagues con alcohol pueden causar dolor si su boca ya está reseca.

Do not suck on (sugared/sour) candy for your dry mouth.
No chupe los dulces (azucarados/amargos) para su boca reseca.

Many products are available for the relief of dry mouth.
Hay muchos productos disponibles para aliviar la boca reseca.

Our (office/clinic) recommends these products for dry mouth.
Nuestra (oficina/clínica) recomienda estos productos para la boca reseca.

Here's a sample kit for your dry mouth.
Aquí hay un grupo de muestras para su boca reseca.

MEDICAL-DENTAL CONNECTION AND DIABETES
CONEXIÓN MÉDICO-DENTAL Y LA DIABETES

Diabetes delays normal healing after infection.
La diabetes retrasa la curación normal después de la infección.

Diabetes can cause dry mouth.
La diabetes puede causar boca reseca.

Diabetes increases the risk of gum disease.
La diabetes aumenta el riesgo de enfermedad de las encías.

Regulating your blood sugar can reduce your risk of (gum/periodontal) disease.
El regular el azúcar sanguíneo puede reducir su riesgo para enfermedad (de las encías/periodontal).

Controlling gum disease in your mouth can help you control your diabetes.
El controlar la enfermedad de las encías en su boca puede ayudarle a controlar su diabetes.

Taking your diabetes medicine can keep your gums healthy.
El tomar sus medicamentos para la diabetes puede mantener sus encías saludables.

MEDICAL-DENTAL CONNECTION AND SYSTEMIC DISEASE
CONEXIÓN MÉDICO-DENTAL Y LA ENFERMEDAD SISTEMÁTICA

(Gum/periodontal) disease increases the risk of (heart disease/stroke).
La enfermedad (de las encías/periodontal) aumenta el riesgo de (la enfermedad del corazón/apoplejía).

Medicine for the heart can cause increased bleeding during dental treatment.
La medicina para el corazón puede causar un aumento en el sangrado durante el tratamiento dental.

Medicine for the heart can cause gum growth.
La medicina para el corazón puede causar que las encías crezcan.

Stomach problems can cause excess acid in your mouth.
Los problemas del estómago pueden causar un exceso de ácido en su boca.

Excess stomach acid in your mouth can cause (tooth decay/throat cancer).
El exceso de ácido del estómago puede causar (la descomposición de los dientes/el cáncer de la garganta).

You need to get your acid reflux under control in order to protect your oral and systemic health.
Usted necesita tener su reflujo de ácido bajo control para proteger su salud oral y sistemática.

BACTERIAL ENDOCARDITIS
ENDOCARDITIS BACTERIANA

There are health conditions that can lead to a sluggish valve in your heart. If bacteria are introduced into your blood stream, there is a chance that these bacteria will lodge in that sluggish valve and cause an inflammation of the lining of your heart. For that reason, if you have been diagnosed with any of the following conditions you will need to be premedicated before some or all types of dental treatment.
Hay condiciones de salud que pueden causar que una válvula en su corazón trabaje más lentamente. Si se introducen bacterias en su corriente sanguínea, existe la posibilidad que estas bacterias se encajen en la válvula lenta y causen una inflamación en el revestimiento interior del corazón. Por esto, si le han diagnosticado cualquiera de las siguientes condiciones, usted necesitará tomar una premedicación antes de algunos o todos los tipos de tratamiento dental.

You have a condition in your heart that can lead to serious illness unless you take this (antibiotic/medication) before we treat you. Not taking these pills can cause serious illness, hospitalization, or even death.
Usted tiene una condición en su corazón que puede causar una enfermedad seria si no toma este (antibiótico/medicamento) antes de que lo/la tratemos. El no tomar estas pastillas puede causar una enfermedad seria, hospitalización o hasta la muerte.

We can give you a brochure explaining the importance of this medication.
Le podemos dar un folleto explicando la importancia de este medicamento.

In order to prevent a condition called bacterial endocarditis, we follow the guidelines for premedication established by The American Heart Association.
Para prevenir una condición llamada endocarditis bacteriana, seguimos las guías para la premedicación establecidas por La Asociación Americana del Corazón.

The condition that you have requiring this premedication is _____. *(See Box 19-22)*
La condición que usted tiene que requiere que esta premedicación es _____. (*Vea el Cuadro 19-22*)

An item on your medical history indicates that we need more information about your _____.
Un artículo en su historial médico indica que necesitamos más información sobre su _____.

We will need to call your physician to discuss premedication for the following condition: _____.
Necesitaremos llamar a su médico(a) para discutir la premedicación para la siguiente condición: _____.

We will keep the prescription information in your record so that we can help you by giving you a refill prescription.
Mantendremos la información de la receta en su historial de modo que le podamos ayudar y darle una receta de rellenar.

We will call in this prescription to your pharmacy.
Llamaremos a la farmacia para entregar esta receta.

Do you have the phone number of your (pharmacy/physician)?
¿Usted tiene el número del teléfono de su (farmacia/médico(a))?

Box 19-22 Conditions requiring premedication before some or all dental treatment

Cuadro 19-22 Condiciones que requieren premedicación antes de algún o todo tratamiento dental

- Mitral valve prolapse
- A replacement heart valve
- Replacement joint, hip, or knee
- Rheumatic heart disease
- A history of subacute bacterial endocarditis
- Intravascular access device (for chemotherapy, hemodialysis, or hyperalimentation)
- Cerebrospinal fluid shunt
- Hypertrophic cardiomyopathy
- Complex cyanotic congenital heart disease

- El prolapso de la válvula mitral
- El reemplazo de una válvula del corazón
- El reemplazo de una coyuntura, cadera o rodilla
- La enfermedad reumática del corazón
- El historial de endocarditis bacteriana subagudo
- El aditamento de acceso intravascular (por la quimoterapia, hemodiálisis, hiperalimentación)
- El desvío del fluido cerebroespinal
- La cardiomiopatía hipertrófica
- La enfermedad del corazón congénita cianótica compleja

Do you know the name and location of your (pharmacy/physician)?
¿Usted conoce el nombre y localización de su (farmacia/médico(a))?

We will ask you to premedicate with this antibiotic called _____.
Le pediremos que tome esta premedicación del antibiótico llamado _____.

You must take it _____ hours before treatment. Take _____ pills.
Usted lo debe tomar _____ horas antes del tratamiento. Tome _____ pastillas.

We will not be able to treat you today without the premedication.
No le podremos tratar hoy sin la premedicación.

We are happy to answer any questions that you might have.
Con gusto contestaremos cualquier pregunta que usted tenga.

MEDICAL-DENTAL CONNECTION AND WOMEN'S ORAL HEALTH
CONEXIÓN MÉDICO-DENTAL Y LA SALUD ORAL DE LAS MUJERES

_____ can affect the gums. *(See Box 19-23)*
_____ puede(n) afectar las encías. *(Vea el Cuadro 19-23)*

Calcium is important for jaw health.
El calcio es importante para la salud de la mandíbula.

Changes in a woman's hormones can cause an overreaction to plaque.
Los cambios en las hormonas de la mujer pueden causar una reacción excesiva a la placa.

Changes in a woman's hormones can cause the gums to be red, to be sore, or to bleed.
Los cambios en las hormonas de la mujer pueden causar que las encías se pongan rojas y adoloridas o que sangren.

(Gum/Periodontal) disease can lead to (low-birth-weight/premature) babies.
La enfermedad (de las encías/periodontal) puede causar que los bebés nazcan (con un peso natal bajo/prematuros).

Teeth are lost due not to pregnancy but to other factors.
Los dientes no se pierden a causa del embarazo sino a causa de otros factores.

Box 19-23 Female health concerns that can affect the gums	Cuadro 19-23 Asuntos de la salud femenina que pueden afectar las encías
• Birth control pills	• Las pastillas para el control de la natalidad
• Estrogen	• El estrógeno
• Hormones	• Las hormonas
• Hormone replacement	• El reemplazo de hormonas
• Hormone replacement therapy	• La terapia para el reemplazo de hormonas
• Menopause	• La menopausia
• Menses	• La menstruación
• Periods	• El período
• Pregnancy	• El embarazo
• Progesterone	• La progesterona
• Puberty	• La pubertad
• Steroids	• Los esteroides

Your health during pregnancy can affect your baby's teeth.
Su salud durante el embarazo puede afectar los dientes de su bebé.

Due to your pregnancy, we need to check with your medical doctor.
Debido a su embarazo, necesitamos hablar con su doctor(a).

Due to the medicine, you need to wait _____ hours before nursing.
Debido a la medicina, usted necesita esperar _____ horas antes de dar el pecho.

We recommend that you pump your breast milk and dispose of it for up to _____hours after taking the medicine.
Le recomendamos que usted bombee su leche materna y la tire hasta por _____ horas después de tomar la medicina.

Chapter 20
Restorative Treatment

Capítulo 20
Tratamiento Restaurativo

Tell me if you feel this.
Dígame si siente esto.

This is the handpiece I will use to remove the decay.
Ésta es la pieza de mano que utilizaré para eliminar la descomposición.

The handpiece makes a whistling sound.
La pieza de mano hace un sonido que silba.

The handpiece makes noise, but it will be comfortable.
La pieza de mano hace ruido pero será cómoda.

The handpiece may vibrate your tooth.
La pieza de mano puede hacer vibrar su diente.

When I use the handpiece, it will spray water, which will wash and cool the tooth.
Cuando uso la pieza de mano, ésta rociará agua cuando la utilizo, la cual lavará y refrescará el diente.

Please open wide.
Abra grande, por favor.

Turn to your left.
Vire a su izquierda.

Turn to your right.
Vire a su derecha.

Let us know if this bothers you.
Déjenos saber si esto le incómoda.

If you need to (take a break/rest a moment), please raise your (right/left) hand.
Si usted necesita (tomar un descanso/descansar por un momento), por favor levante su mano (derecha/izquierda).

We have removed all the decay, and we will now place the filling.
Hemos eliminado toda la descomposición y ahora colocaremos la empastadura.

Grind your teeth on this (device/paper).
Rechine sus dientes sobre este (aparato/papel).

Bite (down/hard) on this device.
Muerda duro sobre este aparato.

Slide your teeth (back and forward/left to right).
Resbale sus dientes (de acá para allá/de izquierda a derecha).

Now slightly close your mouth.
Ahora, cierre ligeramente su boca.

We are going to take an impression of your mouth.
Vamos a tomar una impresión de su boca.

We will place some (soft/puddinglike) material in this tray, and then we will place the tray in your mouth.
Colocaremos algo de material (suave) en esta bandeja y entonces colocaremos la bandeja en su boca.

Open wide so I can place the tray in your mouth.
Abra grande para poder colocar la bandeja en su boca.

Now bend your head forward.
Ahora, doble su cabeza hacia adelante.

Open wide so I can remove the tray.
Abra grande para que yo pueda remover la bandeja.

SPECIFIC RESTORATION: AMALGAM
RESTAURACIÓN ESPECÍFICA: AMALGAMA

The tooth will have an amalgam filling.
El diente tendrá una empastadura de amalgama.

Amalgam is a very safe filling material.
La amalgama es un material de empastadura muy seguro.

You must keep your mouth open while I put the amalgam into your tooth.
Usted debe mantener su boca abierta mientras le pongo la amalgama en su diente.

We will scrape off a little bit of the filling to make it fit your bite.
Rasparemos un poco de la empastadura para hacerla ajustar a su mordedura.

We will check your bite.
Inspeccionaremos su mordedura.

Gently bite down on this marking paper.
Muerda suavemente sobre este papel para marcar.

When you close your mouth, does it feel as though your teeth are coming together normally?
¿Cuándo cierra su boca, siente como si sus dientes se están juntando normalmente?

When you gently bring your teeth together, does the filling feel high?
¿Cuándo usted cierra suavemente los dientes, la empastadura se siente alta?

Do not chew on that side of your mouth for the next few hours.
No mastique en ese lado de su boca por las próximas horas.

The filling material needs to set completely.
El material de empastado necesita fijarse totalmente.

It takes a few hours for the filling to harden.
Toma algunas horas para que el empastado se endurezca.

Do not bite down hard until the numbness in your mouth wears off.
No muerda fuerte hasta que el adormecimiento en su boca desaparezca.

All ready to go!
¡Todo listo para usarse!

SPECIFIC RESTORATION: COMPOSITE
RESTAURACIÓN ESPECÍFICA: COMPUESTO

This tooth will have a (white/tooth-colored) filling, called a composite.
Este diente tendrá una empastadura (blanca/del color del diente), llamada compuesto.

Keep your mouth open while I put the composite into your tooth.
Mantenga la boca abierta mientras coloco el compuesto en su diente.

This light will (set/harden) the filling material.
Esta luz (fijará/endurecerá) el material de la empastadura.

With the handpiece we will trim the composite to fit your bite.
Con la pieza de mano para rebajaremos el compuesto para ajustarlo a su mordedura.

Gently bite down on this marking paper.
Muerda suavemente en este papel para marcar.

When you bring your teeth together, does the filling feel high?
¿Cuándo usted cierra sus dientes, la empastadura se siente alta?

We will now polish the filling.
Ahora puliremos la empastadura.

The filling is completely set.
La empastadura está completamente fijada.

All ready to go!
¡Todo listo para usarse!

Chapter 21
Dental Hygiene Care and Periodontal Therapy

Capítulo 21
Cuidado de la Higiene Dental y Terapia Periodontal

ADULT PROPHYLAXIS AND SCALING
PROFILAXIS PARA ADULTOS Y RASPADO

I will be doing (a cleaning/adult prophylaxis/a scaling).
Estaré haciendo (una limpieza/una profilaxis para adultos/un raspado).

Have you ever had your teeth cleaned? When?
¿Ha tenido alguna vez una limpieza en sus dientes? ¿Cuándo?

I will be (cleaning/scaling) your teeth with dental instruments.
Estaré (limpiando/raspando) sus dientes con instrumentos dentales.

I will be using special instruments to (clean/scale) your implant.
Utilizaré instrumentos especiales para (limpiar/raspar) su implante.

(Cleaning/scaling) your teeth removes bacteria and hard deposits and will make your teeth and (gums/gingiva) healthy.
El (limpiar/raspar) sus dientes remueve la bacteria y depósitos duros y hará sus dientes y (encías/gingiva) saludables.

You will need to have a deep cleaning because of your (gum disease/periodontal disease).
Usted necesitará tener una limpieza profunda por su (enfermedad de las encías/enfermedad periodontal).

This deep cleaning of your teeth is more extensive than a usual teeth cleaning.
Esta limpieza profunda de sus dientes es más extensa que una limpieza normal de dientes.

I will be scaling deep in the pockets around your teeth.
Estaré raspando en los bolsillos alrededor de sus dientes.

Removal of deposits deep in the pockets of the teeth will make your teeth and gums healthy.
La eliminación de depósitos en la profundidad de los bolsillos de los dientes hará sus dientes y encías más sanas.

(Cleaning/scaling) does not remove any of the tooth.
El (limpiar/raspar) no elimina nada del diente.

I can't scale your teeth today since you have (an abscess/a gum boil/an infection).
No puedo raspar sus dientes hoy ya que usted tiene (un absceso/un flemón/una infección).

If your (gums/gingiva) bleed(s), it is due not to rough cleaning but to poor health.
Si (sus encías/su gingiva) sangra(n), no es debido a una limpieza áspera sino a la pobre salud.

Are your teeth sensitive to (cleaning/scaling)?
¿Son sus dientes sensibles (a la limpieza/al raspado)?

Are you comfortable while I (clean/scale) your teeth?
¿Está usted cómodo(a) mientras le (limpio/raspo) sus dientes?

Let me know if you are uncomfortable while I (clean/scale) your teeth.
Déjeme saber si usted está incómodo(a) mientras le (limpio/raspo) sus dientes.

I will be gentle while I (clean/scale) your teeth.
Seré cuidadoso(a) mientras le (limpio/raspo) sus dientes.

Most people receive an anesthetic before a scaling, so that they are comfortable and I can clean completely.
La mayoría de las personas reciben un anestésico antes de un raspado, para que puedan estar más cómodas, y yo pueda limpiar completamente.

I will be numbing your teeth and (gums/gingiva) before scaling.
Estaré adormeciendo sus dientes y (encías/gingiva) antes del raspado.

Numbing your teeth and (gums/gingiva) will make them comfortable during scaling.
El adormecer sus dientes y (encías/gingiva) los hará sentir más cómodos durante el raspado.

I am certified to numb your teeth and (gums/gingiva).
Estoy certificado(a) para adormecer sus dientes y (encías/gingiva).

Do you (need/use) nitrous oxide gas during scaling?
¿Usted (necesita/utiliza) gas de óxido nitroso durante el raspado?

I am certified to use nitrous oxide.
Estoy certificado(a) para utilizar el óxido nitroso.

I am checking your teeth for (tartar/calculus).
Estoy inspeccionando sus dientes para (sarro/cálculos).

I will be drying your teeth now.
Ahora estaré secando sus dientes.

Drying the teeth helps me check for (tartar/calculus).
El secar los dientes me ayuda a inspeccionar para (sarro/cálculos).

I will be sharpening my scaling instruments.
Estaré afilando mis instrumentos de raspado.

Sharp scaling instruments help me remove (tartar/calculus).
Los instrumentos de raspado afilados me ayudan a eliminar (el sarro/los cálculos).

I will be using an antiseptic rinse to heal your (gums/gingiva).
Estaré utilizando un enjuague antiséptico para sanar (sus encías/su gingiva).

Irrigation of the (gums/gingiva) helps them heal after scaling.
La irrigación de (sus encías/su gingiva) le(s) ayuda a sanar después del raspado.

While I (clean/scale), I will rinse your mouth using water and suction.
Mientras (limpio/raspo), enjuagaré su boca usando agua y succión

Have I rinsed your mouth enough after the (cleaning/scaling)?
¿He enjuagado su boca lo suficiente después (de la limpieza/del raspado)?

Additions to scaling
Adiciones al raspado

I will be root planing your teeth.
Estaré haciendo un alisado radicular en su diente.

Root planing removes bacterial toxins and hard deposits, and reduces inflammation.
El alisado radicular elimina las toxinas bacterianas y los depósitos duros y reduce la inflamación.

I will be curetting your (gums/gingiva).
Estaré haciendo un curetaje en (sus encías/su gingiva).

Curetting the (gums/gingiva) removes diseased tissue, which will help to heal the (gums/gingiva).
El hacer un curetaje en (las encías/la gingiva) elimina el tejido enfermo lo que le ayudará a sanar (las encías/la gingiva).

ULTRASONIC SCALING
CURETAJE ULTRASÓNICO

This is an ultrasonic scaler.
Ésta es una cureta ultrasónica.

I will be using an ultrasonic scaler.
Estaré utilizando una cureta ultrasónica.

An ultrasonic scaler removes bacteria and (tartar/calculus) comfortably and efficiently.
Una cureta ultrasónica elimina bacteria y (sarro/cálculos) cómoda y eficientemente.

The ultrasonic scaler uses sound waves and water to remove deposits.
La cureta ultrasónica utiliza ondas acústicas y agua para eliminar los depósitos.

It uses water to keep the tooth cool and the area flushed out.
Utiliza el agua para mantener el diente fresco y el área enjuagada.

The ultrasonic scaler will cause your teeth to vibrate slightly.
La cureta ultrasónica hará sus dientes vibrar levemente.

The ultrasonic scaler can be noisy when I use it here. It vibrates slightly and makes a whistling noise.
La cureta ultrasónica puede ser ruidosa cuando la utilizo aquí. Hace una leve vibración y un silbido.

Are you comfortable as I ultrasonic your teeth?
¿Está usted cómodo(a) mientras le hacemos el ultrasónico en sus dientes?

Let me know if you are uncomfortable as I use the ultrasonic scaler.
Déjeme saber si usted está incómodo(a) mientras utilizo la cureta ultrasónica.

POSTSCALING INSTRUCTIONS
INTRUCCIONES PARA DESPUÉS DEL RASPADO

After scaling, _____. (See Box 21-1)
Después del raspado _____. *(Vea el Cuadro 21-1)*

Your (gums/gingiva) will heal faster after scaling if you keep your mouth clean.
(Sus encías/Su gingiva) sanará(n) más rápidamente después del raspado si mantiene su boca limpia.

(I/The dentist) recommend(s) warm saltwater rinses to heal the (gums/gingiva) after scaling.
(Yo/(El/La) dentista) recomiendo(a) enjuagues de agua tibia con sal para sanar (las encías/la gingiva) después del raspado.

(I/The dentist) recommend(s) this (rinse/gel) to heal the (gums/gingiva) after the scaling.
(Yo/(El/La) dentista) recomiendo(a) este (enjuague/gel) para sanar (las encías/la gingiva) después del raspado.

Box 21-1 Descriptions of (gums/gingiva) after scaling	Cuadro 21-1 Descripciones de (las encías/la gingiva) después del raspado
• Gums/gingiva may be sore	• Las encías/La gingiva puede(n) estar adolorida(s)
• Gums/gingiva may bleed	• Las encías/La gingiva puede(n) sangrar
• Root decay may be found	• La descomposición de la raíz puede ser encontrada
• Teeth may be sensitive	• Los dientes pueden ser sensibles
• You may need an over-the-counter pain reliever	• Usted puede necesitar un medicamento sin receta para el dolor

This (gel/rinse) to heal the (gums/gingiva) must be used ___ a day after brushing and flossing.
Este (gel/enjuague) para sanar (las encías/la gingiva) debe utilizarse ___ al día después de cepillar y limpiar con hilo dental.

This (gel/rinse) to heal the (gums/gingiva) may temporarily stain your teeth.
Este (gel/enjuague) para sanar (las encías/la gingiva) puede manchar temporalmente sus dientes.

The dentist recommends that you take an antibiotic (before/after) scaling.
El/La dentista recomienda que tome un antibiótico (antes/después) del raspado.

Contact the (dentist/office/clinic) if you experience any swelling of the (gums/gingiva) after scaling.
Contacte ((al/a la) dentista/la oficina/la clínica) si usted experimenta alguna hinchazón de (las encías/la gingiva) después del raspado.

POLISHING THE TEETH
PULIR LOS DIENTES

Are your teeth sensitive to polishing?
¿Son sus dientes sensibles al pulido?

I will be using a rubber cup and pumice to polish. Here it is.
Estaré utilizando una taza de goma y una piedra pómez para pulir. Aquí está.

I will be using (fine/medium/coarse) paste in your mouth.
Estaré utilizando una pasta (fina/mediana/gruesa) en su boca.

I will be using a prophy jet to polish.
Estaré utilizando un prophy jet para pulir.

The prophy jet uses powder to polish.
El prophy jet utiliza polvo para pulir.

Polishing removes stains and helps whiten your teeth.
El pulir elimina las manchas y ayuda blanquear sus dientes.

You have (slight/moderate/heavy) staining.
Usted tiene una mancha (leve/moderada/gruesa).

Stains can be caused by _____. (See Box 21-2)
Las manchas pueden ser causadas por _____. (Vea el Cuadro 21-2)

While polishing, I will be rinsing your mouth using water and suction.
Mientras pulo, estaré enjuagando su boca usando agua y succión.

Rinsing your mouth during polishing removes the (pumice/powder).
El enjuagar su boca durante el pulido elimina (la piedra pómez/el polvo).

Are you comfortable while I polish?
¿Está usted cómodo(a) mientras pulo?

Box 21-2 Staining etiology	Cuadro 21-2 Etiología de las manchas
• Bacteria	• Bacteria
• Betel nut	• Nuez de areca
• Coffee	• Café
• Cola	• Cola
• Fluoride (stannous)	• Fluoruro (estañoso)
• Food	• Alimentos
• Medications	• Medicamentos
• Plaque	• Placa
• Rinse (chlorhexidine)	• Enjuague (clorohexidina)
• Tartar	• Sarro
• Tea	• Té
• Tobacco	• Tabaco

**Let me know if you are uncomfortable while
I polish.**
Déjeme saber si usted está incómodo(a) mientras
pulo.

Is the rinse water comfortable for you?
¿Está el agua de enjuague cómoda para usted?

**Have I rinsed your mouth enough to remove the
(pumice/powder)?**
¿He enjuagado su boca lo suficiente para eliminar (la piedra
pómez/el polvo)?

I will be flossing after polishing.
Estaré limpiando con hilo dental después de pulir.

**Flossing after polishing helps remove any
(pumice/powder) between your teeth.**
El limpiar con hilo dental después de pulir ayuda a eliminar (la
piedra pómez/el polvo) de entre sus dientes.

I can't remove the stain(s) _____. *(See Box 21-3)*
No puedo eliminar la(s) mancha(s) _____. *(Vea el
Cuadro 21-3)*

Box 21-3 Types of stains that polishing cannot remove	Cuadro 21-3 Tipos de manchas que el pulido no puede eliminar
• On the top of your teeth	• En la parte superior del diente
• On the gum line	• En el borde de las encías
• Between crowded teeth	• Entre dientes apiñados
• From your tooth-colored fillings	• De sus empastaduras del color del diente
• From medication	• De medicamentos
• From internal injury to the tooth	• De lesiones internas del diente

PERIODIC MAINTENANCE
MANTENIMIENTO PERIÓDICO

It may have been a long time since your last cleaning, but you are here now to get your teeth and gums healthy.
Puede que haya pasado un largo tiempo desde su última limpieza pero usted está aquí ahora para tener sus dientes y encías saludables.

I will be checking to see if your gums bleed.
Inspeccionaré para ver si sus encías sangran.

Bleeding means that your gum disease is still active.
El sangrar significa que su enfermedad de las encías sigue activa.

I will be probing around your teeth to see if your pockets are deeper.
Estaré sondeando alrededor de sus dientes para ver si sus bolsillos son más profundos.

I will be recording the pocket readings.
Estaré registrando las lecturas de los bolsillos.

Deeper (pockets/probe readings) mean that more bone has been destroyed around your teeth.
Mientras más profundo (los bolsillos/las lecturas de la sonda) más hueso se ha destruido alrededor del diente.

I will probe your teeth every _____ months to check for bone loss.
Sondearé sus dientes cada _____ meses para inspeccionar su pérdida de hueso.

I will be comparing your radiographs to see if more bone has been lost.
Estaré comparando sus radiografías para ver si se ha perdido más hueso.

We will need to space over ___ appointments the deep cleaning of your teeth.
Necesitaremos separar la limpieza profunda de sus dientes a través de ___ citas.

You need to come in for a (cleaning/scaling) more often.
Usted necesita venir más a menudo para (una limpieza/un raspado).

You will need to come in for a cleaning every ___ months.
Usted necesitará venir para una limpieza cada _____ meses.

FLUORIDE TREATMENT
TRATAMIENTO DE FLUORURO

I will be giving you a fluoride treatment.
Le estaré dando un tratamiento de fluoruro.

Fluoride will be applied to your teeth using a _____. (See Box 21-4)
El fluoruro será aplicado a sus dientes utilizando un(a)_____. (Vea el Cuadro 21-4)

What flavor of fluoride would you like? (See Box 21-5)
¿Qué sabor de fluoruro usted desea? (Vea el Cuadro 21-5)

I have several flavors of fluoride that you may choose from: (See Box 21-5).
Tengo varios sabores de fluoruro entre los cuales usted puede elegir: (Vea el Cuadro 21-5)

The fluoride treatment takes ___ minutes.
El tratamiento defluoruro toma _____ minutos.

Box 21-4 Types of fluoride treatments	Cuadro 21-4 Tipos de tratamientos de fluoruro
• Foam in a tray	• Espuma en una bandeja
• Gel in a tray	• Gel en una bandeja
• Rinse	• Enjuague
• Varnish	• Barniz

Box 21-5 Fluoride flavors	Cuadro 21-5 Sabores de fluoruro
• Bubble gum	• Goma de mascar
• Cherry	• Cereza
• Chocolate	• Chocolate
• Grape	• Uva
• Mint	• Menta
• Orange	• Naranja
• Raspberry	• Frambuesa
• Strawberry	• Fresa
• Vanilla	• Vainilla

During the treatment be careful to suction and not to swallow the fluoride.
Durante el tratamiento tenga cuidado a succionar y de no tragar el fluoruro.

Let's check the fit of this fluoride tray.
Vamos a comprobar el ajuste de esta bandeja de fluoruro.

Does the fluoride tray sit comfortably?
¿La bandeja del fluoruro le acomoda comfortablemente?

Breathe through your nose during the fluoride treatment.
Respire a través de su nariz durante el tratamiento de fluoruro.

Rinse with the fluoride in this cup but do not swallow it; just (spit/suction) it out.
Enjuáguese con el fluoruro en esta taza pero no lo trague, sólo (escúpalo/succiónelo).

Are you comfortable with the fluoride?
¿Está usted cómodo(a) con el fluoruro?

Let me know if you are uncomfortable while I give you the fluoride.
Déjeme saber si está incómodo(a) mientras le doy el fluoruro.

Have you swallowed the fluoride?
¿Usted ha tragado fluoruro?

**Let me know if the fluoride makes you
feel sick.**
Déjeme saber si el fluoruro le hace sentir enfermo(a).

Do you feel (like vomiting/uncomfortable)?
¿Usted se siente (con ganas de vomitar/incómodo(a))?

**After the fluoride treatment you must wait ___
minutes before rinsing or eating.**
Después del tratamiento de fluorurousted debe esperar ___
minutos antes de enjuagarse o comer.

**The fluoride varnish leaves on the teeth a temporary
yellow coat, which will remain until you brush it off
later.**
El barniz del fluoruro deja en los dientes una capa amarilla
temporal, la cual permanecerá hasta que usted la
cepilla.

Leave on the fluoride varnish until you brush.
Deje el barniz del fluoruro hasta que se cepille.

DESENSITIZATION
DESENSIBILIZACIÓN

**I will be applying (gel/rinse/varnish) to reduce tooth
sensitivity.**
Estaré aplicando un (gel/enjuague/barniz) para reducir
sensibilidad del diente.

**You may feel some slight sensitivity while I apply the
desensitizer.**
Usted puede sentir una cierta sensibilidad mientras le aplico el
desensibilizador.

**The desensitizer will coat the exposed nerve ends on
the root.**
El desensibilizador cubrirá los extremos expuestos del nervio
en la raíz.

We recommend a (gel/rinse/toothpaste) to reduce tooth sensitivity.

Le recomendamos (un gel/un enjuague/una pasta dental) para reducir la sensibilidad del diente.

This (gel/rinse/toothpaste) to reduce tooth sensitivity may temporarily stain the teeth.

(Este gel/Este enjuague/Esta pasta dental) para reducir la sensibilidad del diente puede manchar temporalmente los dientes.

POSTAPPOINTMENT DISCUSSION
DISCUSIÓN DESPUÉS DE LA CITA

I am finished with your (cleaning/scaling).

Ya acabe con su (limpieza/raspado).

The dentist will now examine your teeth.

El/La dentista ahora examinará sus dientes.

I will need to see you again in order to finish the scaling.

Necesitaré verle otra vez para acabar el raspado.

Let's make your next (cleaning/scaling) appointment.

Vamos hacer su siguiente cita para (limpieza/raspado).

Let's make your (recare/recall) appointment.

Vamos hacer su cita de mantenimiento.

Within the tooth is a chamber containing nerves, blood vessels, and other tissues.
Dentro del diente hay una cámara que contiene los nervios, vasos sanguíneos y otros tejidos.

Here is a picture of the interior of the tooth.
Aquí está una ilustración del interior del diente.

This is called the pulp.
Esto se llama la pulpa.

The pulp will be removed, and the inside of the tooth will be cleaned.
La pulpa será eliminada y el interior del diente será limpiado.

To do this, we will use specialized instruments called files.
Para hacer esto, utilizaremos los instrumentos especializados llamados limas.

This procedure will take _____ appointments.
Este procedimiento tomará _____ citas.

We will (anesthetize/numb) the tooth before starting.
(Anestesiaremos/Adormeceremos) el diente antes de comenzar.

We need to (isolate/protect) the tooth from saliva by using a rubber sheet called a dam.
Necesitamos (aislar/proteger) el diente de la saliva usando una hoja de goma llamada un dique.

Medication will be placed into this tooth for _____days.
El medicamento será colocado en este diente por
    _____días.

I will need to take a radiograph of this tooth.
Necesitaré tomar una radiografía de este diente.

This is a temporary filling in the tooth.
Ésta es una empastadura temporera en el diente.

You need to see your dentist for a permanent filling.
Usted necesita ver a su dentista para una empastadura
permanente.

A tooth that has had a root canal can become brittle and will require a crown to strengthen it.
El diente que ha tenido el canal radicular puede llegar a ser
frágil y requerirá una corona para fortalecerlo.

This root-canal tooth will need a post and core before we can place a crown on it.
Este diente del canal radicular necesitará un poste y una base
antes de poder colocarle una corona.

Be careful not to bite hard things with this tooth until a crown has been placed on it.
Tenga cuidado de no morder cosas duras con este diente hasta
que se le coloque una corona.

The fee for the root canal does not include the fee for the crown.
El honorario por el canal radicular no incluye el honorario por
la corona.

It is not unusual for a tooth to remain slightly sensitive for a few days following root canal treatment.
No es anormal para un diente permanecer con una sensibilidad
leve por algunos días después del tratamiento de canal
radicular.

You should not experience any looseness, swelling, drainage, or throbbing pain in this tooth. If you do, call our office right away.

Usted no debe experimentar ninguna flojedad, hinchazón, drenaje o dolor punzante en este diente. Si usted tiene, llame a nuestra oficina inmediatamente.

Chapter 23
Orthodontic Treatment

Capítulo 23
Tratamiento Ortodóntico

This is a picture of the braces that we will be putting on (your/your child's) teeth.
Ésta es una ilustración de los frenillos que estaremos colocando en los dientes de (usted/su niño(a)).

Let me show you how we will attach the (brackets/bands) to (your/your child's) teeth. This will not hurt.
Déjeme enseñarle como uniremos (los brackets/las bandas) a los dientes de (usted/su niño(a)). Esto no dolerá.

Your teeth will feel different and will be sensitive for 1 to 2 days after we adjust your appliances.
Sus dientes se sentirán diferentes y serán sensibles por 1 a 2 días después de que ajustamos sus aparatos.

You need to be careful with your appliances.
Usted necesita tener cuidado con sus aparatos.

If a (bracket/band) comes loose, or if a wire gets bent, let us know right away.
Si (un bracket/una banda) se afloja, o si un alambre se tuerce, déjenos saber inmediatamente.

Let me show you how to attach an elastic band.
Déjeme enseñarle cómo unir una banda elástica.

To prevent tooth decay you must brush your teeth _____ times every day as long as you have braces.
Para prevenir descomposición usted debe cepillar sus dientes _____ veces todos los días mientras usted tenga frenillos.

Here is how you clean around the braces.

Así es como usted limpia alrededor de los frenillos.

You need to rinse with this special mouthwash _____ times every day.

Usted necesita enjuagarse con este enjuague especial _____ veces al día.

PROSTHETIC EXAMINATION
EXAMEN PROSTÉTICO

Are you happy with your _____ denture? *(See Box 24-1)*
¿Está usted feliz con su dentadura _____? *(Vea el Cuadro 24-1)*

Do you like your denture's appearance?
¿Le gusta la apariencia de su dentadura?

How long have you had your denture?
¿Cuánto tiempo hace que tiene su dentadura?

Do you wear your denture every day?
¿Usted usa su dentadura todos los días?

Do you remove your denture to let the tissue rest while you sleep?
¿Usted remueve su dentadura para dejar reposar el tejido mientras duerme?

Does your denture fit properly?
¿Su dentadura le encaja adecuadamente?

I will be checking the fit of your denture.
Inspeccionaré el encaje de su dentadura.

We will be using a white paste to check the fit of your denture.
Utilizaremos una pasta blanca para inspeccionar el encaje de su dentadura.

Box 24-1 Types of removable dentures	Cuadro 24-1 Tipos de dentaduras parciales removibles
• Full • Lower • Partial • Over • Upper	• Completa • Inferior • Parcial • Sobre • Superior

Take out your denture so I can examine it.
Quítese su dentadura para poder examinarla.

Put in your denture so I can check its fit.
Póngase su dentadura para poder inspeccionar como encaja.

Can you (chew/eat/smile/talk) with your denture?
¿Usted puede (morder/comer/sonreír/hablar) con su dentadura?

Repeat these words: *six hundred, zero, Saturday.*
Repita estas palabras: *seiscientos, cero, sábado.*

Have you had your denture (relined/repaired)?
¿Ha tenido usted su dentadura (revestida/reparada)?

Does your denture seem loose?
¿Su dentadura se siente floja?

Do you use adhesive to hold your denture?
¿Usted utiliza pegamento para sostener su dentadura?

Do you have any (sores/ulcers) with your denture?
¿Usted tiene (algún dolor/alguna úlcera) con su dentadura?

We will refer you to a prosthodontist for _____. *(See Box 24-2)*
Le referiremos a un(a) prostodontista para _____. *(Vea el Cuadro 24-2)*

Box 24-2 Reasons to refer a patient to a prosthodontist	Cuadro 24-2 Razones para referir a un(a) paciente a un(a) prostodontista
• A second opinion • An evaluation • Treatment	• Una segunda opinión • Una evaluación • Tratamiento

CROWNS
CORONAS

A crown is a(n) _____ covering cemented onto your tooth. *(See Box 24-3)*
Una corona es una cobertura _____ cementada a su diente. *(Vea el Cuadro 24-3)*

A crown should be placed on this tooth to _____. *(See Box 24-4)*
Una corona se debe colocar en este diente para _____. *(Vea el Cuadro 24-4)*

A crown should be placed on a tooth that has been weakened by decay or fracture.
Una corona se debe colocar en un diente que ha sido debilitado por descomposición o fractura.

A root-canal tooth needs a crown for strength.
Un diente con un canal radicular necesita una corona para solidez.

Box 24-3 Types of crowns and bridges	Cuadro 24-3 Tipos de coronas y de puentes
• All-ceramic • All-metal • Ceramic-over-metal	• Completo(a) en cerámica • Completo(a) en metal • De cerámica sobre metal

Box 24-4 Reasons to place a crown	Cuadro 24-4 Razones para colocar una corona
• Fix the crack in the enamel	• Arreglar la grieta en el esmalte
• Improve the appearance of the tooth	• Mejorar la apariencia del diente
• Replace the fractured tooth	• Sustituir el diente fracturado
• Replace the large filling	• Sustituir la empastadura grande
• Restore the function of the tooth	• Restaurar la función del diente

This root-canal tooth will need a post and core before a crown can be put in place.
Este diente con un canal radicular necesitará un poste y una base antes de que una corona pueda ser colocada.

We will place a prefabricated post into the tooth.
Pondremos un poste prefabricado en el diente.

This tooth needs a core to replace missing tooth structure.
Este diente necesita una base para sustituir la estructura que le falta al diente.

We will fortify this tooth with a core.
Necesitamos fortalecer este diente con una base.

A core replaces missing coronal tooth surface.
Una base reemplaza lo que falta de la superficie coronal del diente.

An impression will be taken to make a cast for the post and core.
Se tomará una impresión para hacer un molde para el poste y la base.

The lab will make the post and core and return them to the office.
El laboratorio hará el poste y la base y los regresará a la oficina.

You will need an appointment in ___ days to have the post and core placed.
Usted necesitará una cita en ___ días para reemplazar el poste y la base.

I will take an impression after the post and core have been placed.
Tomaré una impresión después que se haya puesto el poste y la base.

A crown will improve the (strength/function/ appearance) of this tooth.
Una corona mejorará la (fuerza/función/apariencia) de este diente.

This tooth can be restored with a(n) _____. (See Box 24-5)
Se puede restaurar este diente con un(a) _____. (Vea el Cuadro 24-5)

A veneer is a thin layer of porcelain bonded to the tooth.
Un revestimiento es una capa fina de porcelana pegada al diente.

A veneer can _____ of a tooth. (See Box 24-6)
Un revestimiento puede _____ de un diente. (Vea el Cuadro 24-6)

Box 24-5 Types of restorations	Cuadro 24-5 Tipos de restauraciones
• Inlay	• Inlay
• Onlay	• Onlay
• Partial veneer	• Revestimiento parcial
• Veneer	• Revestimiento

Box 24-6 Improvements that a veneer can make	**Cuadro 24-6 Mejoras posibles con un revestimiento**
• Correct the color	• Corregir el color
• Correct the fractured part	• Corregir la parte fracturada
• Correct the shape	• Corregir la forma
• Restore the appearance	• Restaurar la apariencia

A partial-veneer crown will leave uncovered some of the tooth surface.
Una corona de revestimiento parcial dejará descubierta parte de la superficie del diente.

An inlay will be placed into the crown portion of the tooth.
Se pondrá un inlay dentro de la corona del diente.

An onlay covers the biting surface of the tooth.
Un onlay cubre la superficie del diente que se usa para morder.

BRIDGE (FIXED PARTIAL DENTURE)
PUENTE (DENTADURA PARCIAL FIJA)

A bridge can replace (a missing tooth/missing teeth).
Un puente puede sustituir (un diente que falta/dientes que faltan).

A bridge is cemented to the teeth on each side of the missing (tooth/teeth).
Un puente se cementa a los dientes a cada lado (del diente/de los dientes) perdido(s).

A bridge is permanently attached to the teeth.
Un puente se une permanentemente a los dientes.

A bridge cannot be removed once it has been cemented into place.
Un puente no puede ser quitado una vez haya sido cementado en lugar.

The bridge will be _____. *(See Box 24-3)*
El puente será _____. *(Vea el Cuadro 24-3)*

An all-ceramic bridge will look (the best/most natural).
Un puente completo en cerámica se verá (mejor/lo más natural).

A bridge will feel natural when you bite down.
Un puente se sentirá natural cuando usted cierre los dientes.

A bridge can be attached to implants.
Un puente se puede unir a implantes.

You must use floss daily to clean under the bridge.
Usted debe utilizar hilo dental diariamente para limpiar debajo del puente.

We will show you how to use the floss under your bridge.
Le enseñaremos como utilizar el hilo dental debajo de su puente.

PREPARATION APPOINTMENT FOR CROWNS/BRIDGES
CITA PARA LA PREPARACIÓN DE CORONAS/PUENTES

(The term *crown* can be interchanged with *bridge* in the next two sections).
(Corona se puede intercambiar por *puente* en las siguientes dos secciones).

To make this *crown* I need to prepare the tooth and take an impression.
Para hacer esta *corona* necesito preparar el diente y tomar una impresión.

The impression will be sent to a lab, where the *crown* will be fabricated.
La impresión será enviada a un laboratorio, donde la corona será fabricada.

**You will need another appointment in ____
(days/weeks).**
Usted necesitará otra cita dentro de____(días/semanas).

**You will wear a temporary *crown* over this tooth until
the lab returns the finished product.**
Usted usará una *corona* temporal sobre este diente hasta que el
laboratorio devuelva el producto acabado.

We will (anesthetize/numb) the area.
Le vamos a (anestesiar/adormecer) el área.

**We will prepare the tooth for the *crown* by removing a
portion of the tooth on all sides.**
Prepararemos el diente para la *corona* quitando una porción del
diente en todos los lados.

We will try this impression tray.
Intentaremos esta bandeja para impresión.

Is this tray comfortable?
¿Es esta bandeja cómoda?

**We will place this cord around the tooth to get a good
impression of the margins.**
Colocaremos esta cuerda alrededor del diente para conseguir
una buena impresión de los márgenes.

**We will now take an impression of the prepared
tooth.**
Ahora tomaremos una impresión del diente preparado.

**The impression must stay in your mouth for ____
minutes.**
La impresión debe permanecer en su boca por ____
minutos.

Then we will take an impression of your bite.
Entonces tomaremos una impresión de su mordedura.

Keep your mouth (open/closed).
Mantenga su boca (abierta/cerrada).

Bite down (on your back teeth).
Muerda (abajo/en sus dientes traseros).

We need to match the color for the *crown*.
Necesitamos emparejar el color para la *corona*.

We will now make a temporary *crown* for you to wear until the lab returns the finished product.
Ahora haremos una *corona* temporal para que use hasta que el laboratorio devuelva el producto acabado.

You will have a temporary *crown* on your tooth until the permanent *crown* is made.
Usted tendrá una *corona* temporal en su diente hasta que se haga la *corona* permanente.

Do not eat anything hard or sticky with this temporary *crown*.
No coma nada duro o pegajoso con esta *corona* temporal.

Chew on the opposite side of your mouth until we seat the final *crown*.
Mastique en el lado opuesto de su boca hasta que coloquemos la *corona* final.

If the temporary *crown* comes off, call our office right away.
Si la *corona* temporal se sale, llame nuestra oficina enseguida.

SEATING APPOINTMENT FOR CROWN/BRIDGE
CITA PARA COLOCAR LA CORONA/EL PUENTE

We will now remove the temporary *crown*.
Ahora quitaremos la *corona* temporal.

We will now try the final *crown*.
Ahora probaremos la *corona* final.

Bite down on this blue marking paper.
Muerda en este papel azul para marcar.

Does the *crown* feel normal in your bite?
¿La *corona* se siente normal con su mordedura?

We will polish the *crown*.
Puliremos la *corona*.

We will now cement the *crown* onto your tooth.
Ahora cementaremos la *corona* sobre su diente.

The *crown* will be cemented permanently onto your tooth.
La *corona* será cementada permanentemente sobre su diente.

We will remove the excess cement from around your *crown*.
Quitaremos el exceso del cemento alrededor de su *corona*.

REMOVABLE PARTIAL DENTURE
DENTADURA PARCIAL REMOVIBLE

A partial denture consists of replacement teeth on a gum-colored base.
Una dentadura parcial consiste de dientes de reemplazo en una base del color de la encía.

A partial denture has a (wire/metal) framework for strength.
Una dentadura parcial tiene un (alambre/metal) como armazón para solidez.

A partial denture will attach to your natural teeth by (clasps/precision attachments).
Una dentadura parcial se unirá a sus dientes naturales con (broches/accesorios de precisión).

A partial-denture clasp needs to sit in a spoon-shaped area on your natural tooth.
Los broches de una dentadura parcial necesitan apoyarse sobre un área en forma de cuchara en su diente natural.

We will now prepare on your tooth the spoon-shaped rests for the clasps.
Ahora prepararemos en su diente los apoyos en forma de cuchara para los broches.

A precision attachment requires a crown on your tooth.
Un accesorio de precisión requiere una corona en su diente.

A lower partial denture will have a bar across the back of these teeth.
Una dentadura parcial inferior tendrá una barra a través de la parte posterior de estos dientes.

An upper partial denture will have a connector across your palate.
Una dentadura parcial superior tendrá un conectador a través de su paladar.

It will take _____ appointments to finish the partial denture.
Tomará _____ citas para acabar la dentadura parcial.

PREPARATION APPOINTMENT FOR PARTIAL DENTURE
CITA PARA LA PREPARACIÓN DE LA DENTADURA PARCIAL

I will now take an impression of the area.
Ahora tomaré una impresión del área.

The impression must remain in your mouth for _____ minutes.
La impresión debe permanecer en su boca por _____ minutos.

I will now take an impression of your bite.
Ahora tomaré una impresión de su mordedura.

Keep your mouth open.
Mantenga su boca abierta.

Bite down.
Cierre la boca.

This (impression/framework/wax-up) will now be sent to the lab.
(Esta impresión/Este armazón/Esta matriz de cera) se enviará al laboratorio.

(I/We) need to select a shade and shape for your new teeth.
(Necesito/Necesitamos) seleccionar un matiz y una forma para sus nuevos dientes.

You will need another appointment in _____ (days/weeks).
Usted necesitará otra cita en _____ (días/semanas).

SEATING APPOINTMENT FOR PARTIAL DENTURE
CITA PARA COLOCAR LA DENTADURA PARCIAL

This is your finished partial denture.
Ésta es su dentadura parcial acabada.

Let's check the bite.
Vamos a inspeccionar la mordedura.

Bite down on this marking paper.
Muerda sobre este papel para marcar.

It may take a few weeks for your partial denture to become comfortable.
Puede tomar algunas semanas antes de que su dentadura parcial llegue a ser cómoda.

Remove the partial denture like so.
Quite la dentadura parcial así.

Place your fingers on the clasps to remove the partial denture.
Ponga sus dedos en los broches para quitar la dentadura parcial.

When inserting it, don't force the partial denture into place.
Cuando la inserta, no use fuerza para meter la dentadura parcial en su lugar.

Wear your partial denture all day and all night for the next ____ days.
Use su dentadura parcial todo el día y toda la noche por los próximos ____ días.

Wear your partial denture only when you are awake.
Use su dentadura parcial sólo cuando usted está despierto(a).

Remove your partial denture before going to sleep.
Quítese su dentadura parcial antes de irse a dormir.

Do not sleep while wearing your partial denture.
No duerma mientras tiene puesta su dentadura parcial.

Sore spots may develop on your (gum/gingival) tissue.
Áreas adoloridas se pueden desarrollar en su tejido (de la encía/gingivales).

If (a sore spot/an irritation) develops, call the office for an appointment.
Si (un área adolorida/una irritación) se desarrolla, llame la oficina para una cita.

Leave the partial denture in your mouth the day (of/before) your sore-spot appointment.
Deje la dentadura parcial en su boca el día (de/antes de) la cita para el área dolorida.

To find the sore spot we will
_____. *(See Box 24-7)*
Para encontrar el área adolorida vamos a
_____. *(Vea el Cuadro 24-7)*

When not wearing your partial denture, clean it and store it in clean, fresh water.
Cuando no esté usando su dentadura parcial, límpiela y guárdela en agua (limpia, fresca).

Box 24-7 Methods for finding sore spots	Cuadro 24-7 Métodos para encontrar áreas adoloridas
• Paint the denture with white cream	• Pintar la dentadura con una crema blanca
• Spray the partial denture with this marking medium	• Rociar la dentadura parcial con este medio de marcar
• Touch this blue stick to the sore area in your mouth	• Tocar el área adolorida en su boca con esta varilla azul

Use this container to store your denture when you are not wearing it.
Use este contenedor para guardar su dentadura cuando no la esté usando.

(Brush/Clean) your partial denture every (day/night).
(Cepille/Limpie) su dentadura parcial (todos los días /todas las noches).

Use this special denture brush like so to clean your partial denture.
Use este cepillo especial de dentaduras de esta manera para limpiar su dentadura parcial.

Eating with your new partial denture may take some practice.
El comer con su nueva dentadura parcial puede requerir alguna práctica.

Start by eating soft food that has been cut into small pieces.
Comience con comer comida blanda que sea cortada en pedazos pequeños.

Chew on both sides of your mouth to balance the pressure.
Mastique en los dos lados de su boca para balancear la presión.

Don't eat foods that are very sticky or hard.
No coma comidas que son muy pegajosas o duras.

Pronouncing certain words may be difficult at first.
Al principio, el pronunciar ciertas palabras puede ser difícil.

Read out loud and repeat the bothersome words.
Lea en voz alta y repita las palabras difíciles.

Speak more slowly.
Hable más lentamente.

Practice makes perfect.
Con la práctica se llega a la perfección.

COMPLETE DENTURES
DENTADURAS COMPLETAS

A complete denture consists of replacement teeth on a gum-colored base.
Una dentadura completa consiste de unos dientes de reemplazo en una base del color de la encía.

An upper denture will be held in place by the natural suction in your mouth.
Una dentadura superior se mantiene en su lugar con la succión natural de su boca.

A lower denture is held in place by your muscles.
Una dentadura inferior se mantiene en su lugar con sus músculos.

The fit of the denture will depend on your saliva and bone.
El ajuste de la dentadura dependerá de su saliva y hueso.

A complete denture rests on the tissues in your mouth.
Una dentadura completa descansa en los tejidos de su boca.

It will take ____ appointments to finish the complete denture.
Tomará ____ citas para acabar la dentadura completa.

PREPARATION APPOINTMENT FOR COMPLETE DENTURE
CITA PARA LA PREPARACIÓN DE LA DENTADURA COMPLETA

I will now take an impression of the entire area.
Ahora tomaré una impresión del área completa.

The impression must remain in your mouth for _____ minutes.
La impresión tiene que permanecer en su boca por _____ minutos.

This is called a face bow.
Esto se llama un arco de la cara.

A face bow helps me get your teeth biting together properly.
Un arco de la cara me ayuda a conseguir que sus dientes cierren apropiadamente.

I will now take an impression of your bite.
Ahora tomaré una impresión de su mordedura.

Keep your mouth (open/closed).
Mantenga su boca (abierta/cerrada).

Bite down.
Muerda.

This (impression/framework/wax-up) will now be sent to the lab.
(Esta impresión/Este armazón/Esta matriz de cera) se enviará al laboratorio.

(I/We) need to select a shade and shape for your new teeth.
(Necesito/Necesitamos) escoger un matiz y una forma para sus nuevos dientes.

You will need another appointment in _____ (days/weeks).
Usted necesitará otra cita en _____ (días/semanas).

This is your denture with the teeth set in wax.
Ésta es su dentadura con los dientes hechos en cera.

Bite down gently on this marking paper.
Muerda suavemente sobre este papel para marcar.

How do you like the color and shape of the teeth?
¿Cómo le gustan el color y la forma de los dientes?

SEATING APPOINTMENT FOR COMPLETE DENTURE
CITA PARA COLOCAR LA DENTADURA COMPLETA

This is your finished complete denture.
Ésta es su dentadura completa acabada.

Let's check the bite.
Vamos a inspeccionar la mordedura.

Bite down on this blue marking paper.
Cierre la boca sobre este papel azul para marcar.

It may take a few weeks for your denture to become comfortable.
Puede tomar algunas semanas antes de que su dentadura llegue a ser cómoda.

Remove the denture like so.
Quite la dentadura así.

Wear your denture all day and all night for the next ____ days.
Use su dentadura todo el día y toda la noche por los próximos ____ días.

Wear your denture only while you are awake.
Use su dentadura sólo cuando usted está despierto(a).

Remove your denture before going to sleep.
Quite su dentadura parcial antes de irse a dormir.

Sore spots may develop on your gum tissue.
Áreas adoloridas se pueden desarrollar en su tejido de la encía.

If (a sore spot/an irritation) develops, call the office for an appointment.
Si (un área adolorida/una irritación) se desarrolla, llame la oficina para una cita.

Leave the denture in your mouth the day (of/before) your sore-spot appointment.
Deje la dentadura en su boca el día (de/antes de) la cita para el área dolorida.

To find the sore spot I will _____. *(See Box 24-7)*
Para encontrar el área adolorida voy a _____.
(Vea el Cuadro 24-7)

When not wearing your denture, clean it and store it in clean, fresh water.
Cuando no esté usando su dentadura, límpiela y guárdela en agua (limpia, fresca).

Use this container to store your denture when you are not wearing it.
Use este contenedor para guardar su dentadura cuando no la esté usando.

(Brush/Clean) your denture every (day/night).
(Cepille/Limpie) su dentadura (todos los días/todas las noches).

Use this special denture brush like so to clean your denture.
Use este cepillo especial de dentadura de esta manera para limpiar su dentadura así.

Eating with your new denture may take some practice.
El comer con su nueva dentadura puede requerir alguna práctica.

Start by eating soft food that has been cut into small pieces.
Comience con comer comida blanda que sea cortada en pedazos pequeños.

Chew on both sides of your mouth to balance the pressure.
Mastique en los dos lados de su boca para balancear la presión.

Don't eat foods that are very sticky or hard.
No coma comidas que son muy pegajosas o duras.

Pronouncing certain words may be difficult at first.
Al principio, el pronunciar ciertas palabras puede ser difícil.

Read out loud and repeat the bothersome words.
Lea en voz alta y repita las palabras difíciles.

Speak more slowly.
Hable más lentamente.

Occasionally the denture may slip when you laugh, cough, or smile.
Ocasionalmente la dentadura puede deslizarse cuando usted se ríe, tose o sonríe.

Reposition it by putting your teeth together and swallowing.
Para reposicionarla, cierre bien los dientes y trague.

Practice makes perfect.
Con la práctica se llega a la perfección.

Should you become ill and need to vomit, remove your denture(s) first if possible.
Si usted se enferma y necesita vomitar, quítese su(s) dentadura(s) primero.

REPAIR OF PROSTHETIC APPLIANCES
REPARACIÓN DE LOS APARATOS PROSTÉTICOS

I suggest that you have your denture (replicated/ copied) for a spare.
Sugiero que tenga su dentadura (duplicada/copiada) para tener una de recambio.

You need to have your denture relined.
Usted necesita tener su dentadura revestida.

Relining your denture will help it fit properly.
Revestir su dentadura ayudará a que se ajuste apropiadamente.

A reline can improve the retention of your denture.
El revestido puede mejorar la retención de su dentadura.

I will place a soft reline in your denture.
Colocaré un revestido suave en su dentadura.

I can do an in-office reline.
Puedo poner el revestido en la oficina.

To have your denture relined, we will have to send it to the lab.
Para revestir su dentadura, tendremos que enviarla al laboratorio.

You have a broken (clasp/tooth/flange) on your (partial/complete) denture.
Usted tiene (un broche/un diente/una pestaña) roto(a) en su dentadura (parcial/completa).

You have cracked your denture.
Usted ha fracturado su dentadura.

You have worn down the teeth on your denture.
Usted ha desgastado los dientes en su dentadura.

Your denture teeth need to be replaced.
Los dientes de su dentadura necesitan reemplazarse.

Your denture is beyond repair.
Su dentadura es irreparable.

You need a new denture.
Usted necesita una dentadura nueva.

I will be able to fix your denture today.
Puedo reparar su dentadura hoy.

Will you wait for it?
¿Usted la va a esperar aquí?

Can you come back later today for the repaired denture?
¿Usted puede regresar más tarde en el día de hoy para recoger la dentadura reparada?

To have this denture repaired, I will have to send it to the dental laboratory.
Para reparar esta dentadura, tendré que enviarla al laboratorio dental.

You will be without your denture for ____ days.
Usted estará sin su dentadura por ____ días.

We can place your name on your denture. The text will not be visible but can help you recover your denture if it becomes lost.
Podemos poner su nombre en la dentadura. El texto no será visible pero puede ayudarle a recobrar su dentadura si se pierde.

IMPLANTS
IMPLANTES

We will refer you to a(n) ____ for an implant evaluation. *(See Box 24-8)*
Le referiremos a un(a) ____ para una evaluación de implante. *(Vea el Cuadro 24-8)*

Have you considered a dental implant to replace your missing (tooth/teeth)?
¿Usted ha considerado la posibilidad de reemplazar (el diente/los dientes) que falta(n) con un implante?

Box 24-8 Types of specialists that may perform implant surgery	Cuadro 24-8 Tipos de especialistas que podrían llevar a cabo una cirugía de implantes
• Implant specialist • Oral surgeon • Periodontist	• Especialista de implantes • Cirujano(a) oral • Periodontista

Would you like to replace the missing (tooth/teeth)?
¿Le gustaría reemplazar (el diente/los dientes) que falta(n)?

An implant can replace (a missing tooth/missing teeth).
Un implante puede reemplazar (un diente/los dientes) que falta(n).

This baby tooth can be replaced with an implant.
Se puede reemplazar este diente de leche con un implante.

Implants can give a denture greater stability.
Los implantes pueden dar mayor solidez a la dentadura.

An implant can be used to support a (crown/bridge/denture).
Se puede usar un implante para sostener (una corona/un puente/una dentadura).

The fee for the implant does not include the fee for the (crown/bridge/denture).
El honorario por el implante no incluye el honorario por (la corona/el puente/la dentadura).

We need to evaluate the bone to determine whether an implant can be placed into the area.
Necesitamos evaluar el hueso para determinar si se puede colocar un implante en el área.

We need to take radiographs to look at the bone.
Necesitamos tomar radiografías para examinar el hueso.

An implant is set into the bone.
Un implante se coloca en el hueso.

Chapter 25
Tooth Whitening (Bleaching)

Capítulo 25
Blanqueador de Diente

Do you like the way your teeth look?
¿Le gusta cómo se ven sus dientes?

Are you satisfied with the way your teeth look?
¿Está satisfecho(a) con la manera en que se ven sus dientes?

Would you like to (whiten/bleach) your teeth?
¿Le gustaría blanquear sus dientes?

Bleaching (will/will not) remove the stains on your teeth.
El blanquear (le va/no le va) a eliminar las manchas de sus dientes.

We recommend an (in-office/at-home) bleach procedure.
Le recomendamos un procedimiento (de oficina/casero) para blanquear.

We can bleach most external stains.
Podemos blanquear la mayoría de las manchas externas.

Stains from medication are the most difficult to bleach.
Las manchas debido a medicamentos son las más difíciles de blanquear.

BLEACHING IN–OFFICE
BLANQUEAR LOS DIENTES EN LA OFICINA

An in-office or chairside bleaching will take from 30 minutes to one hour to complete.
Un blanqueador en la oficina tomará de 30 minutos a una hora para completarse.

We will place a protective coating over your gum tissues.
Colocaremos una capa protectora sobre los tejidos de sus encías.

We will apply the bleaching agent to your teeth.
Aplicaremos el agente blanqueador a sus dientes.

We will use a special light to activate the bleach while it is on your teeth.
Utilizaremos una luz especial para activar el blanqueador mientras está en sus dientes.

BLEACHING AT HOME
BLANQUEADOR CASERO

Trays
Bandejas

We will take impressions of your teeth and construct a custom-fitted tray to hold the bleach against your teeth.
Tomaremos impresiones de sus dientes y construiremos una bandeja a su medida para sostener el blanqueador contra sus dientes.

You will take home the bleach material and trays in order to apply the whitening product to your teeth.
Usted llevará a su casa el material de blanquear y las bandejas para aplicar el producto para blanquear sus dientes.

Fill the tray with bleach this way.
Llene la bandeja con el blanqueador de esta manera.

Wear the tray for _____ hour(s) a day, for _____ weeks.
Utilice la bandeja por _____ hora(s) al día, por _____ semanas.

Strips
Tiras

Use these bleaching strips as instructed on the box.
Utilice estas tiras que blanquean según lo indicado en la caja.

They should be applied twice a day for ___ minutes until the supply is gone.
Éstas deben ser aplicadas dos veces al día por ___ minutos hasta que el suministro se acabe.

Do not eat, drink, or sleep while wearing the strip.
No coma, beba o duerma mientras use la tira.

BLEACHING SIDE EFFECTS
EFECTOS SECUNDARIOS DEL BLANQUEAR

If you have any bothersome side effects, call the office to make an appointment.
Si usted tiene cualesquiera efectos secundarios que le molestan, llame la oficina para hacer una cita.

Your gum tissue may become irritated.
Su tejido de las encías puede irritarse.

Gum irritation is temporary.
La irritación de las encías es temporera.

The tray may need to be trimmed down.
La bandeja puede que necesite ser recortada.

You may need to put less bleaching gel into the tray.
Usted puede que necesite colocar menos gel de blanquear en la bandeja.

Your teeth may become sensitive.
Sus dientes pueden hacerse sensibles.

Sensitivity of the teeth is temporary.
La sensibilidad de los dientes es temporera.

Stop bleaching for a day or two until the sensitivity subsides.
Pare de blanquear por un día o dos hasta que la sensibilidad se calme.

Use a desensitizing toothpaste, such as this one.
Utilice una pasta de dientes para desensibilizar como ésta.

Bleaching will not (damage/weaken) your teeth.
El blanquear no (dañará/debilitará) sus dientes.

Bleaching effects will last at least _____ months.
El efecto del blanqueador durará al menos _____ meses.

Chapter 26
Cosmetic Restoration

Capítulo 26
Restauración Cosmética

We can place a _____ on that tooth to _____. *(See Boxes 26-1 and 26-2)*
Podemos colocar un(a) _____ en ese diente para _____. *(Vea los Cuadros 26-1 y 26-2)*

A filling can be (shaped/tinted) to match your other teeth.
Una empastadura puede ser (formada/teñida) para que sea igual a sus otros dientes.

A veneer is a thin layer of (material/porcelain/resin) that will be (bonded/cemented) to your tooth.
Un revestimiento es una capa fina de (material/porcelana/ resina) que será (ligada/cementada) a su diente.

A crown is a (protective covering/cap) that will fit over your tooth.
Una corona es un revestimiento protector que encajará sobre su diente.

***Crown* can be interchanged with *bridge* in this next section:**
Corona se puede intercambiar por *puente* en la siguiente sección:

The *crown* can be completed today.
La corona se puede terminar hoy.

We will need _____ appointments to make this *crown*.
Necesitaremos _____ citas para hacer *esta corona*.

Box 26-1 Types of cosmetic restorations	**Cuadro 26-1 Tipos de restauraciones cosméticas**
• Filling • Veneer • Crown • Bridge	• Empastadura • Revestimiento • Corona • Puente

In order to place a *crown* we will need to remove a little of your tooth on all sides.
Para colocar *una corona* necesitaremos quitar un poco de su diente en todos los lados.

Then we will need to take an impression of your tooth.
Entonces necesitaremos tomar una impresión de su diente.

We will now take the impression.
Ahora tomaremos la impresión.

You will have a temporary *crown* on your tooth until the permanent *crown* is made.
Usted tendrá *una corona* temporal en su diente hasta que se le haga *la corona* permanente.

Box 26-2 Results of cosmetic restoration	**Cuadro 26-2 Resultados de la restauración cosmética**
• Make it look better • Make it look normal • Change the shape • Change the color • Close the gap • Fix the broken tooth	• Hacerle ver mejor • Hacerle ver normal • Cambiar la forma • Cambiar el color • Cerrar el espacio • Arreglar el diente roto

Now we will remove the temporary *crown* in order to fit the permanent *crown*.
Ahora quitaremos *la corona* temporal para encajar *la corona* permanente.

When you bring your teeth together, does the *crown* feel high?
¿Cuándo usted cierra sus dientes, *la corona* se siente alta?

Now we will cement your *crown* onto your tooth.
Ahora cementaremos su *corona* sobre su diente.

A *crown* is cemented permanently onto your tooth.
Una corona es cementada permanentemente sobre su diente.

We need to match the color for the *crown*.
Necesitamos igualar el color para *la corona*.

Do you agree with this (shade/color)?
(Usted está de acuerdo con este (tono/color)?

A bridge can replace one or more missing teeth.
Un puente puede sustituir un (o más) diente(s) que falte(n).

A bridge will connect to the teeth on both sides of the space left by a missing tooth.
Un puente conectará con los dientes a ambos lados del espacio causado por un diente que falta.

Gently bite down on this marking paper.
Muerda suavemente sobre este papel para marcar.

Capítulo 27
**Extracciones, Cirugía Oral y
Colocación del Implante**

EXTRACTIONS AND ORAL SURGERY
EXTRACCIONES Y CIRUGÍA ORAL

We will refer you to an oral surgeon for _____. (See Box 27-1)
Le referiremos a un(a) cirujano(a) oral para _____.(Vea el Cuadro 27-1)

You need to have (a tooth/____ teeth) extracted.
Usted necesita que le extraigan (un diente/____ dientes).

You need to have ___ wisdom teeth extracted.
Usted necesita que le extraigan ___ muelas cordales.

You need to have an area biopsied.
Usted necesita que le hagan una biopsia en el área.

During a biopsy a small piece of tissue is removed and examined under a microscope to aid in your diagnosis.
Durante una biopsia, un pedacito pequeño del tejido es sacado y examinado debajo de un microscopio para ayudar a hacer su diagnóstico.

The tissue I removed will be sent to a laboratory for examination.
El tejido que saqué se enviará a un laboratorio para un examen.

Box 27-1 Reasons to refer a patient to an oral surgeon	Cuadro 27-1 Razones para referir a un(a) paciente a un(a) cirujano(a) oral
• Treatment • A biopsy • An evaluation • An extraction • A second opinion • An implant evaluation	• Tratamiento • Una biopsia • Una evaluación • Una extracción • Una segunda opinión • Una evaluación para un implante

The laboratory will return a diagnosis in _____ days.
El laboratorio nos presentará un diagnóstico en _____ días.

We will place a mouthpiece in your mouth so that you will be more comfortable during the procedure.
Pondremos una boquilla en su boca para que usted esté más cómodo(a) durante el procedimiento.

Before starting we will (numb/anesthetize/put to sleep) the area.
Antes de comenzar vamos a (adormecer/anestesiar/poner a domir) el área.

First I will apply a topical anesthetic to numb the gum.
Primero aplicaré un anestésico tópico para adormecer la encía.

You will hear sounds when I extract the tooth.
Usted oirá sonidos cuando le extraiga el diente.

You may feel some pressure while I extract the tooth.
Usted podría sentir alguna presión mientras le extraigo el diente.

If you experience pain or discomfort, raise your (right/left) hand and I will stop.
Si experimenta dolor o malestar, levante su mano (derecha/izquierda) y pararé.

You will need a (suture/stitch) to close the space.
Usted necesitará (un punto/una sutura) para cerrar el espacio.

We have placed _____ sutures in the area.
Hemos puesto _____ puntos en el área.

The sutures will dissolve on their own.
Los puntos se disolverán por su cuenta.

We will need to remove the sutures in _____ days.
Necesitaremos sacar los puntos en _____ días.

A small amount of bleeding is normal.
Un poco de sangrado es normal.

Bite down on this gauze.
Muerda esta gaza.

Smokers are slower to heal after (surgery/extraction).
Las personas que fuman se sanan más lentamente después de la (cirugía/extracción).

Rinse your mouth gently.
Enjuague su boca con cuidado.

You may experience some (pain/discomfort) when the anesthetic wears off.
Es posible que usted experimente (algún dolor/alguna molestia) cuando se disipe la anestesia.

POSTOPERATIVE CARE
CUIDADO POSTOPERATORIO

Rinse gently with warm salt water _____ times a day for _____ days.
Enjuague suavemente con agua salada tibia _____ veces al día por _____ días.

As a rinse use a small glass of warm water with a few shakes of salt in it.
Como enjuague use un vaso pequeño de agua tibia con algunas sacudidas de sal.

You may experience some bruising.
Usted puede experimentar algunas magulladuras.

You may experience some swelling.
Usted puede experimentar cierta hinchazón.

Replace the gauze every _____ minutes for the next hour.
Reemplace la gasa cada _____ minutos durante la próxima hora.

Some bleeding is normal.
Algún sangrado es normal.

Don't (smoke/rinse/spit) for the next ____ (hours/days).
No (fume/enjuague/escupa) durante las/los próximas(os) ____ (horas/días).

Avoid tobacco products for the next ____ days.
Evite el uso de los productos de tabaco durante los próximos ____ días.

To reduce swelling apply (a cold cloth/an ice pack) to this area.
Para reducir la hinchazón aplique (un paño frío/una compresa de hielo) en esta área.

Brush and floss your other teeth as usual.
Cepille y limpie con hilo dental sus otros dientes como normalmente lo hace.

Don't (clean the teeth/use your toothbrush) next to the tooth socket.
No (limpie los dientes/use su cepillo de dientes) cerca de la cavidad.

Don't disturb the blood clot in the socket.
No moleste el coágulo de sangre en la cavidad.

Don't use a straw to drink liquids for _____ days.
No use un (popote/sorbete) para beber líquidos por _____ días.

This is a prescription for _____ medication. *(See Box 27-2)*
Ésta es una receta para el medicamento _____. *(Vea el Cuadro 27-2)*

Have you ever had a reaction to any medication?
¿Usted ha tenido alguna reacción a cualquier medicamento?

It is important that you finish the entire prescription of antibiotic medication, even if you begin to feel better.
Es importante que termine de usar todo el medicamento antibiótico recetado, aun cuando usted comience a sentirse mejor.

Take all of the medication as prescribed.
Tome todo el medicamento tal como se ha recetado.

Make an appointment to have that area examined in _____ days.
Haga una cita para examinar esa área en _____ días.

IMPLANT PLACEMENT
COLOCACIÓN DEL IMPLANTE

Today we will be placing the implant fixture (root) in your bone.
Hoy vamos a colocar el elemento del implante (la raíz) en su hueso.

First we will apply a dental anesthetic so that you will not experience any discomfort.
Primero aplicaremos una anestesia dental para que usted no experimente ninguna molestia.

Box 27-2 Types of prescriptions	Cuadro 27-2 Tipos de recetas
• Pain	• Para el dolor
• Antibiotic	• Antibiótico
• Narcotic	• Narcótico
• Nonnarcotic	• No-narcótico

We will use a special drill to make a space for your implant slowly, gently, and safely.
Usaremos un taladro especial para hacer un espacio para su implante lentamente, suavemente y seguramente.

Here is what it will sound like.
Así es como sonará.

Let us know if you have any questions or if you experience any discomfort.
Déjenos saber si tiene algunas preguntas o si siente algún malestar.

You will have sutures over the surgical site.
Tendrá unos puntos sobre el lugar de la cirugía.

The sutures will be removed in _____ days.
Se quitarán estos puntos en _____ días.

You may have some _____ at this site. *(See Box 27-3)*
Es posible que usted tenga algún(a) _____ en este lugar. *(Vea el Cuadro 27-3)*

You may take (an antiinflammatory/ibuprofen) to relieve any pain.
Usted puede tomar (un anti-inflamatorio/ibuprofen) para aliviar cualquier dolor.

Box 27-3 Problems that patients may experience	**Cuadro 27-3 Problemas que los pacientes pueden tener**
• Bleeding	• Sangrado
• Discomfort	• Molestia/incomodidad
• Foul taste	• Mal sabor
• Mobility	• Movilidad
• Pain	• Dolor
• Swelling	• Hinchazón

You may gently rinse with (warm salt water/chlorhexidine) for the next ____ days.
Puede enjuagar suavemente con (agua salada tibia/clorohexidina) durante los próximos ____ días.

You will return for reevaluation in ____ days.
Debe regresar para una reevaluación en ____ días.

Once the implant has been set into the bone, it is left to heal for ____ (weeks/months).
Después de que se ha colocado el implante en el hueso, se deja sanar por ____ (semanas/meses).

The implant will be uncovered in _____ (weeks/months).
Se destapará el implante dentro de _____ (semanas/meses).

A healing collar will be placed on the healed implant site.
Se colocará un collar curativo en el lugar del implante sanado.

A clip bar will be attached to the implants after they have healed.
Se atará una barra sujetadora a los implantes después de que se hayan sanado.

A ball-attachment device will be attached to the implants after they have healed.
Se atará un vínculo de bola a los implantes después de que se hayan sanado.

Sutures will be placed over the site after the (healing collar/clip bar/ball attachment) has been put in place.
Se colocarán puntos sobre el lugar después de que se coloque (el collar curativo/la barra sujetadora/el vínculo de bola).

Let us know if after the first day you experience any bleeding, swelling, or pain.
Déjenos saber si después del primer día usted experimenta cualquier sangrado, hinchazón o dolor.

In ___ months, after the bone has healed around the implant, the (crown/bridge/denture) can be made.

En ___ meses, después de que el hueso haya sanado alrededor del implante, se puede hacer (la corona/el puente/la dentadura).

Glossary*

Glosario

DAYS OF THE WEEK	LOS DÍAS DE LA SEMANA
Monday	lunes
Tuesday	martes
Wednesday	miércoles
Thursday	jueves
Friday	viernes
Saturday	sábado
Sunday	domingo

MONTHS	LOS MESES
January	enero
February	febrero
March	marzo
April	abril
May	mayo
June	junio
July	julio
August	agosto
September	septiembre
October	octubre
November	noviembre
December	diciembre

*Portions of this glossary from Chou B: Practical Spanish in eyecare, Boston, 2001, Butterworth-Heinemann; and Wilbur CJ, Lister S: Medical Spanish: the instant survivor's guide, ed 3, Boston, 1995, Butterworth-Heinemann.

ORDINAL NUMBERS	NUMERALES ORDINALES
first	primero/a
second	segundo/a
third	tercero/a
fourth	cuarto/a
fifth	quinto/a
sixth	sexto/a
seventh	séptimo/a
eighth	octavo/a
ninth	noveno/a
tenth	décimo/a

CARDINAL NUMBERS		NÚMEROS CARDINALES
0	zero	cero
1	one	uno/a
2	two	dos
3	three	tres
4	four	cuatro
5	five	cinco
6	six	seis
7	seven	siete
8	eight	ocho
9	nine	nueve
10	ten	diez
11	eleven	once
12	twelve	doce
13	thirteen	trece
14	fourteen	catorce
15	fifteen	quince
16	sixteen	dieciséis
17	seventeen	diecisiete
18	eighteen	dieciocho
19	nineteen	diecinueve
20	twenty	veinte
21	twenty-one	veintiuno
22	twenty-two	veintidós
23	twenty-three	veintitrés
24	twenty-four	veinticuatro

25	twenty-five	veinticinco
26	twenty-six	veintiséis
27	twenty-seven	veintisiete
28	twenty-eight	veintiocho
29	twenty-nine	veintinueve
30	thirty	treinta
40	forty	cuarenta
50	fifty	cincuenta
60	sixty	sesenta
70	seventy	setenta
80	eighty	ochenta
90	ninety	noventa
100	one hundred	cien (ciento)
101	one hundred one	ciento uno
102	one hundred two	ciento dos
103	one hundred three	ciento tres
104	one hundred four	ciento cuatro
105	one hundred five	ciento cinco
106	one hundred six	ciento seis
107	one hundred seven	ciento siete
108	one hundred eight	ciento ocho
109	one hundred nine	ciento nueve
110	one hundred ten	ciento diez
200	two hundred	doscientos
300	three hundred	trescientos
400	four hundred	cuatrocientos
500	five hundred	quinientos
600	six hundred	seiscientos
700	seven hundred	setecientos
800	eight hundred	ochocientos
900	nine hundred	novecientos
1000	one thousand	mil
1991	one thousand nine hundred ninety-one	mil novecientos noventa y uno
2001	two thousand one	dos mil y uno

INTERROGATIVE	PALABRAS INTERROGATIVAS
How?	¿Cómo?
How far?	¿A qué distancia?
How often?	¿Con qué frecuencia?
How much?	¿Cuánto?
How many?	¿Cuántos?
How long?	¿Cuánto tiempo?
How many times?	¿Cuántas veces?
What?	¿Qué?
What else?	¿Qué más?
What for?	¿Para qué?
When?	¿Cuándo?
Where?	¿Dónde?
From where?	¿De dónde?
To where?	¿Adónde?
Which?	¿Cuál?
Which (ones)?	¿Cuáles?
Who?	¿Quién?
To whom?	¿A quién?
Whose?	¿De quién?
Why?	¿Por qué?

EXPRESSIONS OF TIME	EXPRESIONES DE TIEMPO
year	el año
month	el mes
week	la semana
day	el día
hour	la hora
minute	el minuto
second	el segundo
today	hoy
tomorrow	mañana
day after tomorrow	pasado mañana
yesterday	ayer
day before yesterday	anteayer
tonight	esta noche
last night	anoche
tomorrow morning	mañana por la mañana

tomorrow afternoon	mañana por la tarde
tomorrow evening	mañana por la noche
every morning	cada mañana, todas las mañanas
every afternoon	cada tarde, todas las tardes
every evening	cada noche, todas las noches
every night	cada noche
in the morning	por la mañana
in the afternoon	por la tarde
in the evening	por la noche
at night	en la noche
all morning	toda la mañana
all afternoon	toda la tarde
all night	toda la noche
two days ago	hace dos días
three weeks ago	hace tres semanas
six years ago	hace seis años
always	siempre
never	nunca
sometimes	algunas veces
from time to time	de vez en cuando
now	ahora
right now	ahora mismo
before	antes
after	después
later	más tarde
next week	la semana próxima
until	hasta

CLOTHING

LA ROPA

bathing suit	el traje de baño
bathrobe	la bata (de baño)
belt	el cinturón
blouse	la blusa
blue jeans	los levis
boot	la bota
brassiere	el sostén, los portabustos
button	el botón
cap	la gorra
coat	el abrigo
collar	el cuello

corset	el corsé
diaper	el pañal
dress	el vestido
hat	el sombrero
heel	el tacón
(low) heels	los tacones bajos
high heels	los tacones altos
hose	las medias
hospital gown	el camisón
jacket	la chaqueta
light weight (light clothes)	ligero (la ropa ligera)
nightgown	el camisón de dormir
oxfords	los zapatos bajos
pajamas	las pijamas
panties	los pantaletas
pants	los pantalones
rubber pants	los pantalones de goma
sandals	las sandalias
scarf	la bufanda
shirt	la camisa
(under)shirt	la camiseta
t-shirt	la camiseta
shoe	el zapato
shorts (men's)	los calzones, los calzoncillos
skirt	la falda, la pollera
sleeve	la manga
long	larga
short	corta
slipper	la zapatilla, la chancleta
sneakers	los zapatos de goma
sock(s)	el calcetín, los calcetines
stockings	las medias
suit	el traje
sweater	el suéter
tie	la corbata
trousers	los pantalones
underwear	la ropa interior
vest	el chaleco

FAMILY MEMBERS (RELATIVES)	MIEMBROS DE LA FAMILIA (PARIENTES)
aunt	la tía
brother	el hermano
brother-in-law	el cuñado
children	los hijos, los niños
cousin	el/la primo/a
daughter	la hija
daughter-in-law	la nuera
father	el padre, el papá
father-in-law	el suegro
grandfather	el abuelo
grandmother	la abuela
husband	el esposo, el marido, "el viejo" (slang)
in-laws	los suegros
mother	la madre, la mamá
mother-in-law	la suegra
nephew	el sobrino
niece	la sobrina
parents	los padres
sister	la hermana
sister-in-law	la cuñada
son	el hijo
son-in-law	el yerno
uncle	el tío
wife	la esposa, la mujer, "la vieja" (slang)

TIME ON THE CLOCK

To tell time in Spanish use the verb *ser* + *la(s)* and the number.

What time is it?
¿Qué hora es?

It is seven o'clock.
Son las siete.

It is one o'clock.
Es la una.

It is eight o'clock.
Son las ocho.

It is two o'clock.
Son las dos.

It is nine o'clock.
Son las nueve.

It is three o'clock.
Son las tres.

It is ten o'clock.
Son las diez.

It is four o'clock.
Son las cuatro.

It is eleven o'clock.
Son las once.

It is five o'clock.
Son las cinco.

It is twelve o'clock.
Son las doce.

It is six o'clock.
Son las seis.

Use "media" for "30" or half past the hour.

It is 3:30.
Son las tres y media.
A.M. = de la mañana
P.M. = de la tarde (till 6 o'clock)
P.M. = de la noche (from 6 till midnight)
On the right side of the clock use "y" when expressing minutes:

It is ten after one.
Es la una y diez.

It is two fifteen.
Son las dos y cuatro.

It is three fifteen.
Son las tres y quince.

It is three thirty.
Son las tres y media.

On the left side of the clock use "menos" or "falta(n)."

It is twenty to two.
Son las dos menos veinte.

It is five to eight.
Son las ocho menos cinco.

It is twenty to two.
Faltan veinte para las dos.

It is five to eight.
Faltan cinco para las ocho.

TIME EXPRESSIONS

At what time?
¿A qué hora?

At eight o'clock
A las ocho

At noon
Al mediodía

At midnight
A la medianoche

early
temprano

late
tarde

on time
a tiempo

COLORS   LOS COLORES

black	negro/a
blue	azul
bluish	azulado/a
brown	café
clear, light (in color tone)	claro/a
dark	oscuro/a
gold	dorado/a
green	verde
grey	gris
orange	anaranjado/a
pale	pálido/a
pink	rosa
purple	púrpura, morado/a
red	rojo/a, colorado/a
reddish	rojizo/a
silver	plateado/a
transparent	transparente
white	blanco/a
yellow	amarillo/a
yellowish	amarillento

THE OFFICE   LA OFICINA

administration	la administración
assistant	el/la asistente
bathroom	el baño, el servicio
cashier	el/la cajero/a
chair	la silla
door/doorway	la puerta/la entrada
e-mail	el correo electrónico
entrance	la entrada
exam room	el (salón/cuarto) de examen
exam record	el expediente
exit	la salida

fax	el fax
front desk	el mostrador
hallway	el pasillo
insurance	el seguro
insurance company	la compañía de seguro
insurance form	el formulario del seguro
laboratory	el laboratorio
mail	el correo
paperwork	el papeleo
public phone	el teléfono público
receptionist	el/la recepcionista
specialist	el/la especialista
telephone	el teléfono
reception room	la sala de espera
treatment room	el cuarto de tratamiento

GENERAL HEALTH   LA SALUD GENERAL

allergy	la alergia
asthma	el asma
arthritis	la artritis
blood sugar	el azúcar de la sangre
breathing problems	los problemas respiratorios
bruise	el moretón, la hematoma
cancer	el cáncer
cold	el catarro, el resfriado, el gripe
contagious	contagioso/a
diabetes	la diabetes
drug sensitivity	la sensibilidad a medicamento
fever	la fiebre
freckle	la peca
flu	la gripe
headache	el dolor de la cabeza
heart problems	los problemas cardíacos
HIV positive	el VIH positivo
high blood pressure	la alta presión sanguínea
joint replacement	el reemplazo de la coyuntura
measles	el sarampión
pregnant	embarazada, esperando familia, en estado

rheumatic fever	la fiebre reumática
scarlet fever	la fiebre escarlatina
thyroid problem	los problemas del tiroides
wart	la verruga

DISEASES/CONDITIONS

ENFERMEDADES/ CONDICIONES

abrasion	la abrasión
blindness	la ceguera
burn	la quemadura
cut	la cortadura
infection	la infección
inflammation	la inflamación
injury	la lesión
mucous (adj.)	mucoso
mucus (n.)	moco
scar	la cicatriz
stitches	los puntos
surgery	la cirugía
trauma	el golpe
wound	la herida

SYMPTOMS

LOS SÍNTOMAS

ache (v)	duele
burn (v)	quema
congested	congestionado/a
cough	la tos
distortion	la distorsión
dizzy	mareado/a
earache	el dolor de oído
mouth dryness	la sequedad de boca
fluctuate	fluctuar
gradual	gradual
irritation	la irritación
itch	la comezón
pain	el dolor
redness	el enrojecimiento
sensitive to light	sensitivo/a a la luz
sharp pain	el dolor agudo
sinus pain	el dolor nasal

sudden	repentino/a, súbito
swelling	la hinchazón
tired	cansado/a

MEDICATIONS

MEDICAMENTOS

antibiotic	el antibiótico
capsules	las cápsulas
daily	diariamente
drops	las gotas
by mouth	por boca
ointment	la pomada
pharmacy	la farmacia
pills	las pastillas
shake well	agite bien
tablets	las tabletas

DENTAL TERMS

TÉRMINOS DENTALES

abfraction	la abfracción
abrasive	el abrasivo
abrasion of teeth	la abrasión de los dientes
abscess	el absceso
abutment	el estribo
acid	el ácido
acidulated phosphate fluoride	el fluoruro de fosfato acidulado
acrylic appliance	el aparato de acrílico
active caries	las caries activas
active periodontal therapy	la terapia periodontal activa
adhesive	el adhesivo
adverse drug reaction	la reacción adversa al medicamento
airabrasive machine	la máquina de aire abrasivo
air-powder polishing	pulir con aire y polvo
air-water syringe	la jeringuilla de aire-agua
alginate	el alginato
allergy	la alergia
alloy	la aleación
amalgam	la amalgama
amalgam tattoo	el tatuaje de amalgama
American Dental Association	Asociación Dental Americana

American Dental Hygienist Association	Asociación Dental American a de Higienistas
American Heart Association	Asociación Americana del Corazón
anatomical charting	la hoja clínica anatómica
anesthetic	el anestésico
ankylosed	anquilosado/a
anterior	anterior
anticoagulant	el anticoagulante
antimicrobial	el antibacterial
apex	el ápice
apical	apical
appliance	el aparato
area specific	específico/a al área
arrested caries	las caries inactivas
aspiration	la aspiración
assessment	la evaluación
assistant	el/la ayudante, el/la asistente
attached gingiva	la encía adherida
attrition	la atrición
baby-bottle decay	cariado de bebé por la botella
bacteria	las bacterias
bacterial endocarditis	la endocarditis bacteriana
bacterial infection	la infección bacteriana
bad breath	el mal aliento
baking soda	el bicarbonato de soda
bicuspid	el bicúspide
bifurcation	la bifurcación
bilateral	bilateral
bite	la mordedura
bitewing radiograph	la radiografía interproximal
black hairy tongue	la lengua negra peluda
bleach	el blanqueador
bleaching	el blanqueo
bleeding	el sangrado
blood	la sangre
blood disorder	el desorden sanguíneo
blood glucose	la glucosa sanguínea
blood pressure	la presión sanguínea
bond	la ligadura
bonded	ligado/a

bonded crown	la corona consolidada
bonding agent	el agente para unir
bone	el hueso
braces	los frenillos
bridge	el puente
brush	el cepillo
bruxism	el bruxismo
buccal	bucal
buccal mucosa	la mucosa bucal
buccal tissue	el tejido bucal
burning-mouth syndrome	el síndrome de boca ardiente
burnish	pulir, bruñir
calcification	la calcificación
calculus	el cálculo
cancer	el cáncer
camera	la cámara
cap	la corona
carbamide peroxide	el peróxido de carbamida
caries	las caries
caries charting	la hoja clínica de las caries
caries detection	el descubrimiento de las caries
caries management	el tratamiento de las caries
caries prevention	la prevención de las caries
cementum	el cemento
cheek	el cachete/la mejilla
cleft	la hendidura
cleft lip	el labio leporino
cleft palate	el paladar hendido
close	cerrar
complete denture	la dentadura completa
composite	el compuesto
comprehensive dental history	el historial dental exhaustivo
comprehensive medical history	el historial médico exhaustivo
computer-assisted charting	la hoja clínica asistida por computadora
computer screen	la pantalla de la computadora
concavity	la concavidad
condyle	el cóndilo
confidentiality	la discreción
congenital disorder	el desorden congénito

congenital missing tooth	el diente ausente congénito
cosmetic dentistry	la odontología cosmética
cosmetic filling	la empastadura cosmética
cosmetic whitening	el blanqueador cosmético
cost of oral health care	el costo de cuidado de salud oral
cost of dental care	el costo de cuidado de salud dental
cracked tooth	el diente fraccionado
cracked-tooth syndrome	el síndrome de diente fraccionado
cracking	el fraccionamiento
crepitus	la crepitación
crevicular fluid	el líquido crevicular
cross-bite	la mordida cruzada
cross-contamination	la contaminación cruzada
cross-section	el corte transversal
crown	la corona
cure	la cura
curing	curativo/a
cusp	la cúspide
cusp fracture	la fractura de la cúspide
curet, curette	la cucharilla
curettage	el raspado
cut	la cortada
cutting edge	el filo cortante
decay	la descomposición
decayed	podrido/a
delayed allergic reaction	la reacción alérgica retrasada
dental assistant	el/la asistente dental
dental emergency	la emergencia dental
dental floss	el hilo dental
dental hygienist	el/la higienista dental
dental insurance	el seguro dental
dental practice	la práctica dental
dental school	la facultad dental
dentifrice	el dentífrico
dentin	la dentina
dentist	el/la dentista
dentition	la dentición
denture	la dentadura
desensitize	desensibilizar

desensitizing	desensibilizante
diastema	el diastema
digital imaging x-ray	la radiología digital
disclosing solution	la solución de tintura
disinfected	desinfectado/a
disinfection	la desinfección
dislocated jaw	la mandíbula dislocada
distal	distal
drill	el taladro
dry mouth	la sequedad de boca
duplication of film	la duplicación de la película
edentulous	edéntulo
edentulism	el endentulismo
electric toothbrush	el cepillo eléctrico de dientes
embrasure	la embrasura
enamel	el esmalte
endodontic abscess	el abceso endodóntico
endodontist	el/la endodontista
erosion	la erosión
esthetic	estético/a
exposure	la exposición
external bleaching	blanqueo externo
fiberoptic	la fibra óptica
fill	llenar
filling	la empastadura
film	la película
fixed bridge	el puente fijo
floss	el hilo dental
fluoride	el fluoruro
fluoride rinse	el enjuague de fluoruro
fluoride tray	la bandeja para fluoruro
fracture	la fractura
frenum	el frenillo
full denture	la dentadura completa
furcation	la furcación
gingiva	la encía/gingiva
gingival	gingival
gingivitis	la gingivitis
gold crown	la corona en oro
gold inlay	el empaste en oro
halitosis	el mal aliento
hand scaler	la cureta manual

implant	el implante
instrument	el instrumento
internal bleaching	el blanqueo interno
intraoral examination	la examinación intrabucal
intraoral video image	la imagen de video intrabucal
jaw	la mandíbula
lateral	lateral
lips	los labios
lower arch	el arco inferior
mandible	la mandíbula
maxilla	el maxilar
mobility	la movilidad
mouth	la boca
mouthguard	el protector bucal
molar	el molar
necrotizing ulcerative periodontitis	la periodontitis necrótica ulcerativa
needle	la aguja
night guard	el protector bucal de noche
occlusion	la oclusión
open	abierto/a
oral cancer examination	la examinación oral para cáncer
oral condition	la condición oral
oral disease	la enfermedad oral
oral health	la salud oral
oral surgeon	el/la cirujano/a oral
oral self-care	el cuidado oral por sí mismo
orthodontist	el/la ortodoncista
overbite	la sobremordida
overdenture	la sobredentadura
pain	el dolor
palate	el paladar
partial denture	la dentadura (postiza) parcial
partially erupted tooth	el diente con ruptura parcial
pedodontist	el/la pedodontista
pericoronitis	la pericoronitis
periodontal abscess	el absceso periodontal
periodontal charting	la hoja clínica periodontal
periodontal débridement	el desbridamiento periodontal
periodontal disease	la enfermedad periodontal

periodontal dressing	la cura periodontal
periodontal ligament	el ligamento periodontal
periodontal maintenance	el mantenimiento periodontal
periodontal measurement	la medida periodontal
periodontal probe	la cánula periodontal
periodontal scaling	el raspado periodontal
periodontal surgery	la cirugía periodontal
periodontal therapy	la terapia periodontal
periodontal tissue	el tejido periodontal
periodontist	el/la periodontista
periodontitis	la periodontitis
peroxide	el peróxido
pits and fissures	las picaduras y aberturas
plaque	la placa bacteriana
polish	pulir
polishing	el pulir
pontic	el póntico
porcelain	la porcelana
powered toothbrush	el cepillo eléctrico de dientes
prophylaxis	la profilaxis
prosthodontist	el/la prostodontista
pulp	la pulpa
radiation	la radiación
recession	la recesión
remove	sacar
rinse	el enjuague (noun); enjuagar (verb)
rinsing	enjuagando
root	la raíz
root canal	el canal radicular
root plane and scale	el alisado radicular y el raspado radicular
rotated tooth	el diente rotado
rubber dam	la presa de goma
saliva	la saliva
salivary gland	la glándula salival
scale	raspar
scaler	la cureta, el raspador
scaling	el raspado
sealant	el sellador
sensitive	sensible

sensitivity	la sensibilidad
soft palate	el paladar blando
sonic scaler	la cureta sónica
spit	la saliva
subgingival irrigation	la irrigación subgingival
subgingival scaling	el raspado subgingival
sulcus	el surco
tartar	el sarro
taste bud	la papila gustativa
teeth	los dientes
temporomandibular disorder	el desorden temporomandibular
temporomandibular joint	la coyuntura temporomandibular
tongue	la lengua
tooth	el diente
toothbrush	el cepillo de dientes
toothpaste	la pasta de dientes
topical anesthetic	el anestésico tópico
ultrasonic instrument	el instrumento ultrasónico
ultrasonic scaler	la cureta ultrasónica
unerupted	retenido/a
upper arch	el arco superior
varnish	el barniz
whitening	blanqueo
xerostomia	la xerostomía
x-ray	la radiografía

Spanish-English Vocabulary*
Vocabulario Español-Inglés

A

el abceso endodóntico	endodontic abscess
la abfracción	abfraction
abierto/a	open
la abrasión	abrasion
la abrasión de los dientes	abrasion of teeth
abril	April
el absceso	abscess
el absceso periodontal	periodontal abscess
la abuela	grandmother
el abuelo	grandfather
el ácido	acid
el adhesivo	adhesive
la administración	administration
¿adónde?	to where?
el agente para unir	bonding agent
agite bien	shake well
agosto	August
la aguja	needle
ahora	now
ahora mismo	right now
a la medianoche	at midnight
a las ocho	at eight o'clock
la aleación	alloy
la alergia	allergy
el alginato	alginate
algunas veces	sometimes
el alisado	scaling
el alisado periodontal	periodontal scaling

*Modified from Chou B: Practical Spanish in eyecare, Boston, 2001, Butterworth-Heinemann.

el alisado subgingival	subgingival scaling
alisar	scale
al mediodía	at noon
la alta presión sanguínea	high blood pressure
la amalgama	amalgam
amarillento/a	yellowish
el anestésico	anesthetic
el anestésico tópico	topical anesthetic
el año	year
anoche	last night
el año próximo	next year
anquilosado/a	ankylosed
anteayer	day before yesterday
los anteojos	glasses
anterior	anterior
antes	before
el antimicrobiano	antimicrobial
el antibiótico	antibiotic
el anticoagulante	anticoagulant
el aparato	appliance
el aparato de acrílico	acrylic appliance
apical	apical
el ápice	apex
¿a qué distancia?	how far?
¿a qué hora?	at what time?
¿a quién?	to whom?
el arco inferior	lower arch
el arco superior	upper arch
la artritis	arthritis
el/la asistente	assistant
el/la asistente dental	dental assistant
Asociación Dental Americana	American Dental Association
Asociación Dental Americana de Higienistas	American Dental Hygienist Association
Asociación Americana del Corazón	American Heart Association
la aspiración	aspiration
a tiempo	on time
la atrición	attrition
el aumento	power
ayer	yesterday
el/la ayudante, el/la asistente	assistant
el azúcar de la sangre	blood sugar

azul	blue
azulado/a	bluish

B

las bacterias	bacteria
la bandeja para fluoruro	fluoride tray
el baño	bathroom
el barniz	varnish
el bicarbonato de soda	baking soda
el bicúspide	bicuspid
la bifurcación	bifurcation
bilateral	bilateral
blanco/a	white
el blanqueador	bleach
el blanqueador cosmético	cosmetic whitening
blanqueando	whitening
blanquear	bleaching
el blanqueo externo	external bleaching
el blanqueo interno	internal bleaching
la boca	mouth
bruñir	burnish
el bruxismo	bruxism
bucal	buccal

C

el cachete/la mejilla	cheek
cada mañana	every morning
cada noche	every night
cada tarde	every afternoon
café	brown
el/la cajero/a	cashier
la calcificación	calcification
el cálculo	calculus
la cámara	camera
el canal radicular	root canal
el cáncer	cancer
cansado/a	tired
la cánula periodontal	periodontal probe
las cápsulas	capsules
cariado de bebé por la botella	baby-bottle decay
las caries	caries
las caries activas	active caries
las caries inactivas	arrested caries

el catarro/el gripe	cold
catorce	fourteen
la ceguera	blindness
la ceja	eyebrow
el cemento	cementum
el cepillo	brush
el cepillo de dientes	toothbrush
el cepillo eléctrico de dientes	electric toothbrush, powered toothbrush
cero	zero
cerrar	close
la cicatriz	scar
cien	one hundred
ciento	one hundred
ciento cinco	one hundred five
ciento cuatro	one hundred four
ciento diez	one hundred ten
ciento dos	one hundred two
ciento nueve	one hundred nine
ciento ocho	one hundred eight
ciento seis	one hundred six
ciento siete	one hundred seven
ciento tres	one hundred three
ciento uno	one hundred one
cinco	five
cincuenta	fifty
la cirugía	surgery
la cirugía periodontal	periodontal surgery
el/la cirujano/a oral	oral surgeon
claro/a	clear, light (in color tone)
colorado/a	red
la comezón	itch
¿cómo?	how?
el compuesto	composite
la condición oral	oral condition
la concavidad	concavity
el cóndilo	condyle
congestionado/a	congested
¿con qué frecuencia?	how often?
contagioso/a	contagious
la contaminación cruzada	cross-contamination
la corona	cap, crown

la corona consolidada	bonded crown
la corona en oro	gold crown
la cortada	cut
el corte transversal	cross-section
el costo de cuidado de salud dental	cost of dental care
el costo de cuidado de salud oral	cost of oral health care
la coyuntura temporomandibular	temporomandibular joint
la crepitación	crepitus
¿cuál?	which?
¿cuáles?	which (ones)?
¿cuándo?	when?
¿cuántas veces?	how many times?
¿cuánto?	how much?
¿cuántos?	how many?
¿cuánto tiempo?	how long?
cuarenta	forty
cuarto/a	fourth
cuatro	four
cuatrocientos	four hundred
la cucharilla	curet, curette
el cuidado oral por sí mismo	oral self-care
la cuñada	sister-in-law
el cuñado	brother-in-law
la cura	cure
la cura periodontal	periodontal dressing
curativo/a	curing
la cureta	scaler
la cureta manual	hand scaler
la cureta sónica	sonic scaler
la cúspide	cusp

D

décimo/a	tenth
¿de dónde?	from where?
el defecto	defect
de la mañana	A.M. (in the morning)
de la noche	P.M. (from 6 till midnight)
de la tarde	P.M. (till 6 o'clock)
la dentadura	denture
la dentadura completa	complete denture, full denture

la dentadura (postiza) parcial	partial denture
la dentición	dentition
el dentífrico	dentifrice
la dentina	dentin
el/la dentista	dentist
¿de quién?	whose?
de repente	suddenly
el desbridamiento periodontal	periodontal débridement
la descomposición	decay
el descubrimiento de las caries	caries detection
desensibilizante	desensitizing
desensibilizar	desensitize
la desinfección	disinfection
desinfectado/a	disinfected
el desorden congénito	congenital disorder
el desorden sanguíneo	blood disorder
el desorden temporomandibular	temporomandibular disorder
después	after
de vez en cuando	from time to time
el día	day
la diabetes	diabetes
día de la semana	day of the week
diariamente	daily
el diastema	diastema
diciembre	December
diecinueve	nineteen
dieciocho	eighteen
dieciséis	sixteen
diecisiete	seventeen
el diente	tooth
el diente ausente congénito	congenital missing tooth
el diente con ruptura parcial	partially erupted tooth
el diente fraccionado	cracked tooth
el diente rotado	rotated tooth
los dientes	teeth
diez	ten
la discreción	confidentiality
distal	distal
doce	twelve
el dolor	pain
el dolor de la cabeza	headache
domingo	Sunday

¿donde?	where?
dorado/a	gold (in color tone)
dos	two
doscientos	two hundred
dos mil y uno	two thousand one
la duplicación de la película	duplication of film

E

edéntulo	edentulous
embarazada	pregnant
la embrasura	embrasure
la emergencia dental	dental emergency
la empastadura	filling
la empastadura cosmética	cosmetic filling
el empaste en oro	gold inlay
la encía/gingiva	gingiva
la encía adherida	attached gingiva
el endentulismo	edentulism
la endocarditis bacteriana	bacterial endocarditis
el/la endodontista	endodontist
enero	January
la enfermedad	disease
la enfermedad periodontal	periodontal disease
la enfermedad oral	oral disease
enjuagando	rinsing
enjuagar	rinse
el enjuague	rinse
el enjuague de fluoruro	fluoride rinse
la entrada	entrance
la erosión	erosion
es la una y diez	it is ten after one
el esmalte	enamel
específico/a al área	area specific
esperando familia	pregnant
la esposa	wife
el esposo	husband
esta noche	tonight
en estado	pregnant
estético/a	esthetic
el estribo	abutment
la evaluación	assessment
la examinación intrabucal	intraoral examination

la examinación oral para cáncer	oral cancer examination
el expediente	exam record
la exposición	exposure

F

la facultad dental	dental school
faltan cinco para las ocho	it is five to eight
faltan veinte para las dos	it is twenty to two
la farmacia	pharmacy
febrero	February
la fibra óptica	fiberoptic
la fiebre	fever
el filo cortante	cutting edge
fluctuar	to fluctuate
el fluoruro	fluoride
el fluoruro de fosfato acidulado	acidulated phosphate fluoride
el fraccionamiento	cracking
la fractura	fracture
la fractura de la cúspide	cusp fracture
el frenillo	frenum
los frenillos	braces
la furcación	furcation

G

gingival	gingival
la gingivitis	gingivitis
la glándula salival	salivary gland
el globo del ojo	eyeball
la glucosa sanguínea	blood glucose
el golpe	trauma
la gorra	cap
gradual	gradual
la gripe	flu
gris	grey

H

hace dos días	two days ago
hace seis años	six years ago
hace tres semanas	three weeks ago
hasta	until
la hendidura	cleft
la herida	wound
la hermana	sister

el hermano	brother
el/la higienista dental	dental hygienist
la hija	daughter
el hijo	son
los hijos	children
el hilo dental	dental floss, floss
el historial dental exhaustivo	comprehensive dental history
el historial médico exhaustivo	comprehensive medical history
la hoja clínica anatómica	anatomical charting
la hoja clínica asistida por computadora	computer-assisted charting
la hoja clínica de las caries	caries charting
la hoja clínica periodontal	periodontal charting
la hora	hour
hoy	today
el hueso	bone

I

la imagen de video intrabucal	intraoral video image
el implante	implant
la infección	infection
la infección bacteriana	bacterial infection
la inflamación	inflammation
el instrumento	instrument
el instrumento ultrasónico	ultrasonic instrument
la irrigación subgingival	subgingival irrigation
la irritación	irritation

J

la jeringuilla de aire-agua	air-water syringe
jueves	Thursday
julio	July
junio	June

L

lateral	lateral
el labio leporino	cleft lip
los labios	lips
el laboratorio	laboratory
la lengua	tongue
la lengua negra peluda	black hairy tongue

la lesión	injury
ligado/a	bonded
la ligadura	bond
el ligamento periodontal	periodontal ligament
el líquido crevicular	crevicular fluid
llenar	fill
lunes	Monday

M

la madre	mother
el mal aliento	bad breath, halitosis
la mamá	mother
mañana	tomorrow
mañana por la mañana	tomorrow morning
mañana por la noche	tomorrow evening
mañana por la tarde	tomorrow afternoon
la mandíbula	jaw, mandible
la mandíbula dislocada	dislocated jaw
el mantenimiento periodontal	periodontal maintenance
la máquina de aire abrasivo	airabrasive machine
mareado/a	dizzy
el marido	husband
martes	Tuesday
marzo	March
más tarde	later
el maxilar	maxilla
mayo	May
los medicamentos	medications
la medida periodontal	periodontal measurement
el mes	month
miércoles	Wednesday
mil	one thousand
mil novecientos noventa y uno	one thousand nine hundred ninety-one
el minuto	minute
el moco	mucous (n.)
el molar	molar
morado/a	purple
la mordedura	bite
la mordida cruzada	cross-bite
el moretón/la hematoma	bruise
la movilidad	mobility

la mucosa bucal	buccal mucosa
mucoso	mucous (adj.)
la mujer	wife
los músculos	muscles

N

negro/a	black
los niños	children
novecientos	nine hundred
noveno/a	ninth
noventa	ninety
noviembre	November
la nuera	daughter-in-law
nueve	nine
el número	number
nunca	never

O

ochenta	eighty
ocho	eight
ochocientos	eight hundred
la oclusión	occlusion
octavo/a	eighth
octubre	October
la odontología cosmética	cosmetic dentistry
la oficina	office
el ojo	eye
once	eleven
el/la ortodoncista	orthodontist
oscuro/a	dark

P

el padre	father
los padres	parents
el paladar	palate
el paladar blando	soft palate
el paladar hendido	cleft palate
pálido/a	pale (in color tone)
el pañal	diaper
la pantalla de la computadora	computer screen
el papá	father
la papila gustativa	taste bud
¿para qué?	what for?

los parientes	relatives
pasado mañana	day after tomorrow
el pasillo	hallway
la pasta de dientes	toothpaste
las pastillas	pills
el/la pedodontista	pedodontist
la película	film
la pericoronitis	pericoronitis
el/la periodontista	periodontist
la periodontitis	periodontitis
la periodontitis necrótica ulcerativa	necrotizing ulcerative periodontitis
el peróxido de carbamida	carbamide peroxide
el peróxido	peroxide
las picaduras y aberturas	pits and fissures
la piel	skin
la placa bacteriana	plaque
plateado/a	silver (in color tone)
podrido/a	decayed
la pomada	ointment
el póntico	pontic
por boca	by mouth
la porcelana	porcelain
por la mañana	in the morning
por la noche	in the evening
por la tarde	in the afternoon
¿por qué?	why?
la práctica dental	dental practice
la presa de goma	rubber dam
la presión sanguínea	blood pressure
la prevención de las caries	caries prevention
primero/a	first
el/la primo/a	cousin
los problemas cardíacos	heart problems
los problemas del tiroides	thyroid problems
la profilaxis	prophylaxis
el/la prostodontista	prosthodontist
el protector bucal	mouthguard
el protector bucal de noche	night guard
el puente	bridge
el puente fijo	fixed bridge
pulir	burnish, polish

el pulir	polishing
pulir con aire y polvo	air-powder polishing
la pulpa	pulp
púrpura/morado/a	purple

Q

¿qué?	what?
¿qué hora es?	what time is it?
la quemadura	burn
¿qué más?	what else?
¿quién?	who?
quince	fifteen
quinientos	five hundred
quinto/a	fifth

R

la radiación	radiation
la radiografía	radiograph
la radiología digital	digital imaging x-ray
la radiografía interproximal	bitewing radiograph
la raíz	root
el raspado	curettage
el raspado radicular y el alisado radicular	root plane and scale
la reacción adversa al medicamento	adverse drug reaction
la reacción alérgica retrasada	delayed allergic reaction
el/la recepcionista	receptionist
la recesión	recession
la receta	prescription
el resfriado	cold
retenido/a	unerupted
rojizo/a	reddish
rojo/a	red
la ropa	clothing
rosa	pink

S

sábado	Saturday
sacar	remove
la salida	exit
la saliva	saliva, spit
el (salón/cuarto) de examen	exam room

el salón de espera	waiting room
la salud	health
la salud oral	oral health
el sangrado	bleeding
la sangre	blood
el sarro	tartar
el segundo	second (of time)
segundo/a	second
el seguro dental	dental insurance
seis	six
seiscientos	six hundred
el sellador	sealant
la semana	week
la semana próxima	next week
la sensibilidad	sensitivity
sensible	sensitive
septiembre	September
séptimo/a	seventh
la sequedad de boca	dry mouth
el servicio	bathroom
sesenta	sixty
setecientos	seven hundred
setenta	seventy
sexto/a	sixth
siempre	always
siete	seven
la silla	chair
el síndrome de diente fraccionado	cracked-tooth syndrome
el síndrome de boca ardiente	burning-mouth syndrome
los síntomas	symptoms
la sobredentadura	overdenture
la sobremordida	overbite
la sobrina	niece
el sobrino	nephew
la solución de tintura	disclosing solution
el sombrero	hat
son las cinco	it is five o'clock
son las cuatro	it is four o'clock
son las diez	it is ten o'clock
son las doce	it is twelve o'clock
son las dos	it is two o'clock

son las dos menos veinte	it is twenty to two
son las dos y cuarto	it is a quarter past two
son las nueve	it is nine o'clock
son las ocho	it is eight o'clock
son las ocho menos cinco	it is five to eight
son las once	it is eleven o'clock
son las seis	it is six o'clock
son las siete	it is seven o'clock
son las tres	it is three o'clock
son las tres y media	it is three thirty
son las tres y quince	it is three fifteen
la suegra	mother-in-law
el suegro	father-in-law
los suegros	in-laws
el surco	sulcus

T

las tabletas	tablets
el taladro	drill
tarde	late
el tatuaje de amalgama	amalgam tattoo
el tejido periodontal	periodontal tissue
el tejido bucal	buccal tissue
el teléfono público	public phone
temprano	early
la terapia periodontal	periodontal therapy
la terapia periodontal activa	active periodontal therapy
tercero/a	third
la tía	aunt
el tío	uncle
toda la mañana	all morning
toda la noche	all night
toda la tarde	all afternoon
todas las mañanas	every morning
todas las noches	every evening
todas las tardes	every afternoon
transparente	transparent
el tratamiento de las caries	caries management
trece	thirteen
treinta	thirty
tres	three
trescientos	three hundred

U

uno/a	one

V

los vasos sanguíneos	blood vessels
veinte	twenty
veinticinco	twenty-five
veinticuatro	twenty-four
veintidós	twenty-two
veintinueve	twenty-nine
veintiocho	twenty-eight
veintiséis	twenty-six
veintIsiete	twenty-seven
veintitrés	twenty-three
veintiuno	twenty-one
verde	green
la verruga	wart
"la vieja"	wifc
"el viejo"	husband
viernes	Friday

X

la xerostomía	xerostomia

Y

el yerno	son-in-law

Informal Expressions*

Expressiones Informales

Really? Cool!
¿De veras? !Qué chévere!

Awesome!
¡Qué padre!/¡Excelente!/¡Fabuloso!

My God!
¡Díos mío!

My goodness!
¡Díos mío!

(All right then/Now what)?
¿Ahra pues?

(All done/Ready to move on)?
¿Ya estuvo?

You didn't notice what happened?
¿No te (das/diste) cuenta?

Don't lose heart. (Don't give up.)
No te dés por vencido.

Don't worry./Don't get upset.
No te agites.

---

*Modified from Chou B: Practical Spanish in eyecare, Boston, 1995, Butterworth-Heinemann.

Index

A

Abfraction, 246, 254
Abnormal baseline reading, usage. See Problems
Abrasion, 94b, 130, 245, 254. See also Teeth
Abrasive, 246
Abrasive substances, biting/chewing, 130
Abscess, 30, 76b, 100b, 246, 254. See also Endodontic abscess; Periodontal abscess; teeth
  formation, 53b
  history, 102
  interference. See Scaling
  radiograph detection, 18b
Abutment, 246, 260
Accident, 14, 19
Ache
  (noun), 53b
  (verb), 245
Acid, 121, 246, 254
  causing, 132
  plaque attacks, 133
  production, plaque (effect), 120
  reflux, control, 167
Acidulated phosphate fluoride, 246, 261
Acne, 55b
Acrylic appliance, 246, 255
Active caries, 256
Active periodontal therapy, 268
Address. See Work
  change, 21
Adhesive, 254
Administration, 243, 254. See also Office
Adult prophylaxis, 177-180
Adult scaling, 173-180
Adult teeth, 115
  crowding, 118

Adverse drug reaction, 266
AED. See Automatic electronic defibrillator
After, 238, 259
Afternoon. See All afternoon; Every afternoon; In the afternoon; Tomorrow
Age, 41, 131b
Ago. See Six years ago; Three weeks ago; Two days ago
Agreed-upon treatment plan, 91
Ah (saying), 62, 137
AIDS, diagnosis, 43
Air, 16b, 38b, 94b, 107b
Airabrasive machine, 263
Air-powder polishing, 246, 266
Air-water syringe, 246, 262
Alcohol, 135b, 155b
  consumption, excess, 135
  sugar, avoidance, 156
Alcoholic beverages, consumption, 156
Alginate, 246, 254
All afternoon, 238, 268
All-ceramic, 198b
All-ceramic bridge, 202
All done, 270
Allergic reaction. See Delayed allergic reaction
Allergies, 43. See also Anesthetic; Drugs; Medications; Medicine
Allergy, 244, 246, 254
Allergy attack, 12
All-metal, 198b
All morning, 238, 268
All night, 238, 268
Alloy, 246, 254
All right then, 270
Always, 238, 267
A.M., 241, 258

SPANISH TERMINOLOGY FOR THE DENTAL TEAM CD-ROM

Welcome to *Spanish Terminology for the Dental Team*. This companion CD-ROM includes an audio translation of every phrase in the book.

Mosby
An Affiliate of Elsevier

System Requirements

Windows
Intel Pentium II processor or higher
Tray loading CD-ROM drive
Microsoft Windows 98, 2000, NT 4.0, ME, or XP
Monitor 800 × 600 screen resolution, 256 colors
Audio speakers, and 16-bit 22khz audio card (SoundBlaster compatible)
64 MB of available RAM
Supported browsers: Internet Explorer 5.x, or Netscape 7.x
Audio requires Quicktime 6.1 or higher. If Quicktime installation is necessary, an
    internet connection is required.

Macintosh
G3 Power Macintosh or higher
Tray loading CD-ROM drive
Audio speakers
Mac OS 8.5 through Mac OS 9, Mac OS X 10.1 or higher
64 MB of available RAM
Supported browsers: Internet Explorer 5.X, or Netscape 7.X
Audio requires Quicktime 6.1 or higher. If Quicktime installation is necessary, an
    internet connection is required.

Technical Support

Technical support for this product is available between 7:30 a.m. and 7 p.m. CST,
Monday through Friday. Before calling, be sure that your computer meets the minimum
system requirements to run this software. Inside the United States and Canada, call
1-800-692-9010. Outside North America, call 314-872-8370. You may also fax your
questions to 314-997-5080, or contact Technical Support through e-mail:
technical.support@elsevier.com.

This program has been produced for Windows 98 or later and Mac OS 8.5 or later,
single users only.

Brief Instructions

This CD-ROM will work only when placed into tray-loaded CD-ROM drives. If your
computer is set to autorun, just load the CD into the drive. The CD-ROM will do the rest!

Windows
If the CD-ROM does not automatically load into your default browser, press your Start
button and select Run. In the prompt type, "D:\dental_office\index.html", where D is the
letter of CD-ROM drive. Press OK to load Spanish Terminology for the Dental Team.

This product requires Quicktime 6.1 or higher to run properly. If you do not have
this product installed; you may install Quicktime 6.1 from the CD. Please open Spanish
Terminology for the Dental Team and click Help. Then click the appropriate link in the
troubleshooting section to install Quicktime 6.1.

To download the latest version of Quicktime, please follow the following link to
download a free version of Quicktime: http:www.apple.com/quicktime/download

Macintosh
If the CD-ROM does not automatically load into your default browser, please open
your browser of preference. Open the File menu and select File/Open. Navigate to your
Desktop and open the CD named Dental_Office. Inside Dental_Office, open the file
called Start.html to open Spanish Terminology for the Dental Team.

This product requires Quicktime 6.1 or higher to run properly. If you do not have
this product installed; you may install Quicktime 6.1 from the CD. Please open Spanish
Terminology for the Dental Team and click Help. Then click the appropriate link in the
troubleshooting section to install Quicktime 6.1.

To download the latest version of Quicktime, please follow the following link to
download a free version of Quicktime: http:www.apple.com/quicktime/download